抗うつ薬の選び方と用い方
その実際

関西医科大学精神神経科学教室臨床教授
十条リハビリテーション病院うつ予防医療センター長

森下　茂

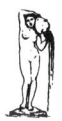

星　和　書　店

Seiwa Shoten Publishers

2-5 Kamitakaido 1-Chome
Suginamiku Tokyo 168-0074, Japan

PRACRICAL DRUG TREATMENT
OF
DEPRESSION

Shigeru Morishita, M.D., Ph.D.

Clinical Professor of Neuropsychiatry
Kansai Medical University, Osaka, Japan
and
Center-in-Chief
Depression Prevention Medical Center
Jujo Rehabilitation Hospital, Kyoto, Japan

Illustration by
Maiko Ueta

Copyright © 2009 by Seiwa Shoten Publishers, Tokyo

森下亮二医師へ捧げる

推薦の辞

　今のこの時代に，うつ病，抗うつ薬の領域における日本の第一人者である森下茂先生の著書を手にすることができることは，この疾患に対する診療に携わるものにとってまことにうれしいかぎりである。近年，うつ病の多様化が進み，単に抗うつ薬を処方し休息を勧めるだけの治療ではとても現実のうつ病事情に対応できない時代となっている。このような時代に必要なことは，データに関する豊富な知識と，その活用法に関する深い洞察を備え，緻密で適切な臨床判断が下せる力量である。森下先生はそうした診療が行える，また行うことを信念としている新しいタイプの大家である。その背景には，従来の病因論から治療を組み立てる医療ではなく，成功の見込みが高い治療を確率論的に選択していくという，現代的な精神医療のあり方に対する信奉があろう。

　本のタイトルは実にあっさりとしたものだが，これは先生が決して言葉をもてあそぶことなく，真実に向かって地道に歩を進める精神科医であることの証しである。しかしいったん目次を開くと，その章立ての中にこだわりが潜んでおり，一人のうつ病患者を前にした時に臨床医が判断を重ねて

いく，その過程と符合した構成になっていることに気づかれるであろう。また，本書を読み進めていくうちに，性別，年齢など，もっとも基本的な臨床属性だけをとってみても，複雑な臨床判断の大きな助けになる重大な指標であることに改めて驚きを感じることであろう。

　先生はこの著書で，抗うつ薬の選択という臨床家が行う中でももっとも中心的な判断行動を扱っているが，そこから透けて見えてくるのは，患者に対する真に暖かいこころと，現代の精神医療が到達した成果を最大限に還元したいという思いである。クールな筆致の裏にある先生の熱い思いが読み取れる素晴らしい著書となったことを，すべての読者とともに喜びあいたい。

2009年3月　　石郷岡　純
（東京女子医科大学医学部精神医学教室主任教授）

まえがき

　1957年，Roland Kuhnによってimipramineの抗うつ作用が報告されて以来たくさんの抗うつ薬が開発そして導入されて来た。初期の第一世代の三環系抗うつ薬や第二世代と呼ばれる三環系抗うつ薬や四環系抗うつ薬はうつ病患者さんに有益な効果をもたらしてきたといえる。さらにSSRIやSNRIと呼ばれる抗うつ薬の登場によって副作用が少なく安全にうつ病を回復させることが可能となってきた。誠に喜ばしいことであるが抗うつ薬の種類が増え選択肢が増したことによりどの抗うつ薬を最初に選べば良いかという命題が我々治療者の上に火の粉のように降り掛かってきたのである。残念ながら多くの臨床報告の結果は，どの抗うつ薬も臨床効果において大幅に優るものではないことを示している。どの抗うつ薬を最初に選ぶかという問題を解決することは，数学におけるフェルマの定理やポアンカレ予想を証明するように難しいと考えられほとんど議論されないできた。しかし，私はあえてこの証明に挑む決意を固めたのである。そのために数学を臨床研究結果に取り入れることが必要であると結論し，医学統計学を様々に工夫応用し，

その結果今日まで印象でしかないと思われていた事実の証明にいくつか成功した。こういった研究成果と最近の知見を基にどのような患者に，どの抗うつ薬を最初に使用するかの方向付けを行ったつもりである。本書は臨床精神医学の実技書といってよいだろう。本書がうつ病を治療するすべての臨床医の役に立つことを願ってやまない。

2009年3月　　森下　茂

目　　次

推薦の辞 v
まえがき vii

第1章　抗うつ薬選択の重要性 1

第2章　うつ病とは 5
A　うつ病の概念　5
　1. 内因性うつ病と心因性うつ状態　6
　2. うつ病の分類　8
B　うつ病の診断　9
　1. 精神症状　9
　　a. 感情の抑うつ　9
　　b. 精神運動抑制　11
　　c. 注意力，集中力　11
　　d. 自殺念慮　11
　2. 身体症状　12
　　a. 不眠，食欲低下　12

3. 時間経過　13
　C　うつ病の治癒経過　15
　D　うつ病と性別　16
　E　うつ病と年齢　16
　F　うつ病と性格　18
　G　うつ病の生化学的原因　22

第3章　抗うつ薬の種類 27
　A　三環系抗うつ薬　29
　B　四環系抗うつ薬　30
　C　その他非定型抗うつ薬　30
　D　モノアミンオキシダーゼ阻害薬
　　　（MAO阻害薬）　33
　E　選択的セロトニン再取り込み阻害薬
　　　（SSRI）　33
　F　セロトニン・ノルアドレナリン
　　　再取り込み阻害薬（SNRI）　35
　G　覚醒剤　36
　H　各抗うつ薬の一般的投与量　36

第4章　性別による抗うつ薬の選び方 39
　A　選択的セロトニン再取り込み阻害薬
　　　（SSRI）　41
　　　1. Sertraline　41

2. Fluoxetine 43

3. Citalopram 46

4. Fluvoxamine, Paroxetine 47

B　セロトニン・ノルアドレナリン
　　　再取り込み阻害薬（SNRI）　48

1. Milnacipran 48

2. Venlafaxine, Duloxetine 48

C　選択的ノルアドレナリン再取り込み阻害薬　49

1. Maprotiline 49

2. Reboxetine 49

D　モノアミンオキシダーゼ阻害薬
　　　（MAO 阻害薬）　50

E　三環系抗うつ薬（TCA）　50

F　ノルアドレナリン・ドーパミン
　　　再取り込み阻害薬　51

G　ま と め　51

第5章　年齢による抗うつ薬の選び方 57

A　成熟期（青年期・壮年期）の
　　　抗うつ薬の選び方　58

B　若年期（小児期・思春期）の
　　　抗うつ薬の選び方　65

C　老年期の抗うつ薬の選び方　68

D　年齢の区分について　72

E　まとめ　73

第6章　症状による抗うつ薬の選び方 79
　A　キールホルツの分類と抗うつ薬の選び方　79
　B　症状による SSRI と SNRI の選び方　83
　C　まとめ　85

第7章　双極性うつ病に対する抗うつ薬の選び方 89
　A　双極性障害　89
　B　双極性うつ病の治療　90
　C　SSRI・SNRI の躁転率　91
　D　まとめ　93

第8章　病相回数や精神疾患負因による抗うつ薬の選び方 97
　A　初回うつ病と再発うつ病による抗うつ薬の選び方　97
　B　精神疾患の家族歴による抗うつ薬の選び方　98
　C　まとめ　99

第9章　抗うつ薬の用い方 103
　A　抗うつ薬の至適用量　103
　B　抗うつ薬の投与期間　107

1. 効果発現時期　107
　　　2. 継続投与期間　111
　　　3. 抗うつ薬の終了　113
C　併用薬　115
　　　1. ベンゾジアゼピン系抗不安薬　115
　　　2. 催眠導入薬（眠剤）　118
　　　3. 抗うつ薬どうしの併用　118
　　　4. 気分安定薬（mood stabilizer）　119
　　　5. 併用禁忌　120
D　SSRI, SNRI の副作用　120
E　抗うつ薬を使用するにあたり
　　　医師のすべきこと　121

本書に記載された薬物の一般名と商品名一覧 129
臨床要因と推奨抗うつ薬 130
あとがき 131
索　引 133
著者略歴 135

第1章

抗うつ薬選択の重要性

　うつ病は最も一般的な精神疾患であり，生涯危険率は男性では5〜12%，女性では10〜12%にも及ぶとされている[1]。プライマリーケアの中でもうつ病はありふれた病気であり，糖尿病，慢性肺疾患，高血圧，関節炎などよりも社会的機能障害を起こしやすいといわれている[2]。近年，うつ病は抗うつ薬の使用によって症状を軽減し治癒させることは比較的容易になってきた。抗うつ薬も三環系抗うつ薬，四環系抗うつ薬，非定型抗うつ薬，選択的セロトニン再取り込み阻害薬（SSRI），セロトニン・ノルアドレナリン再取り込み阻害薬（SNRI），モノアミンオキシダーゼ阻害薬など多くの種類の抗うつ薬が開発され，治療に使われている。また，うつ病治療の効率性の評価と標準化をはかるために診断から治療に至る流れを解説し，包括的な治療指針を述べたガイドラインや薬物療法の手順を述べたアルゴリズムなどが多数出版されている[4]。

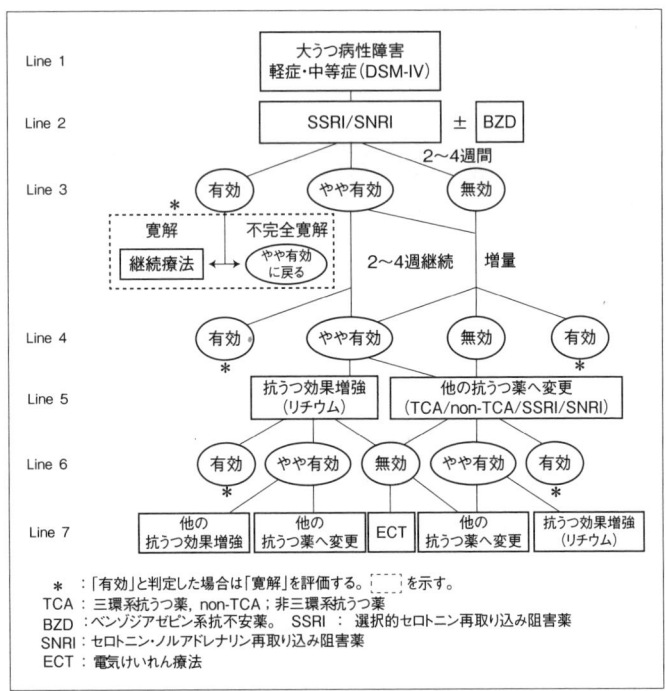

図 1-1　うつ病治療のアルゴリズム（第1章文献3より引用）

　図 1-1 に精神科薬物療法研究会（Japanese Psychopharmacology Algorithm Project）が1989年に発表したアルゴリズムの改訂版を示す[3]。これによると最初の治療としてSSRIまたはSNRIが推奨されている。2009年3月現在我が国には，SSRIはfluvoxamine, paroxetine, sertralineと3種類あり，SNRIのmilnacipranとあわせて4種類の抗うつ薬が第一選択にされている。しかしながらどの抗うつ薬を選択す

るか，具体的なことまでは述べられていない。うつ病治療で重要なことは，臨床場面で得られる情報を適切に考慮して最も有効率の高い抗うつ薬を個々に選択することである。まさに入り口の部分が最も重要であり臨床医にとってそこが一番知りたいところであると考える。

　本書はまずうつ病と抗うつ薬の基礎知識を述べ，次に臨床現場で抗うつ薬を選ぶにあたり，診察場面で得られる一般的な情報である性別，年齢，病気の質や症状と抗うつ薬の関連を示し，新しい抗うつ薬SSRIやSNRIを中心に抗うつ薬の選び方と適切な使い方の実際を述べていきたいと考える。

参 考 文 献

1) Kessler RC, McGonagle KA, Zhao S, et al. Lifetime and 12-months prevalence of DSM-III-R psychiatric disorders in the United States. Arch Gen Psychiatry, 1994; 51: 8-19.
2) Panzario PJ. The cost of depression: direct and indirect: treatment versus nontreatment. J Clin Psychiatry, 1989; 59 (Suppl 20) : 11-14.
3) 精神科薬物療法研究会編. 気分障害の薬物治療アルゴリズム. じほう, 東京, 2003.
4) 山下さおり. うつ病治療のガイドラインの紹介. Depression Frontier, 2006; 4: 60-67.

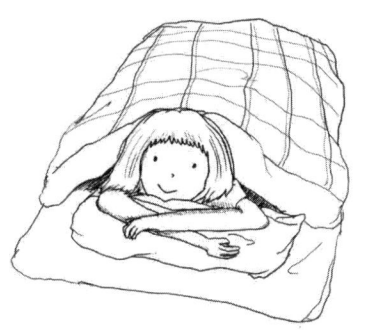

第2章

うつ病とは

A　うつ病の概念

　現在見られるようなうつ病はおそらく人類の有史以前から存在していると思われるが，医療の対象になったのは他の身体疾患に比べて遅れ19世紀以降のことである。しかし，古代ギリシア時代にはすでにヒポクラテスがメランコリーという言葉を使い，「恐怖と苦悩の長く続くものがあれば，それはメランコリーである」とうつ病の概念を記述した。体液中に黒胆汁（メランコリック）が過剰になると起こると考え抑うつ状態を示す精神病は脳の病気であることを主張した[9]。1世紀末，小アジアのカッパドキアのアレテウスは，メランコリーの患者は「落ち着きなく悲しみ落胆し不眠である」「もっと進んだ段階においては無数のたわいのないことを訴え死を望む」「しかしこれは知的機能を害さない」と，今日のうつ病の基本的症状の基礎をすでに述べている[2]。

今日用いられているうつ病の疾患概念を整理したのはドイツの精神医学者クレペリン（1899）[8]である。

1) 主症状が感情障害である。
2) 「うつ」や「躁」が繰り返し現れる。
3) 時に「うつ」と「躁」が同一人物に交代して現れる。
4) 人格荒廃を残さずに完全に正常に復帰する。

といった症状をまとめて躁うつ病とした。この概念は基本的な部分は何ら変わることなく，現在も通用している。

1．内因性うつ病と心因性うつ状態（図2-1）

精神疾患の分類に内因性という分類がある。これは発病の原因がもともと生体の内部にあるという考えで，内因性と表現する。内因性の厳密な意味は，遺伝子に起因する脳の病態生化学的異常である。これに属する精神疾患の代表が躁うつ病と統合失調症である。本来，うつ病と呼ばれ抗うつ薬治療の対象となるのはこの内因性うつ病のことである。内因性に対比される分類として外因性がある。これは発病の原因が生体の外からやってくると定義されるものである。外因性にはさらに2つの分類があり心因性と身体因性に分けられる。心因性とは，外からやってくる原因が社会環境によるものや心理的葛藤やさらに精神的ストレスなどのような心理社会的因子によるもので神経症が代表である。身体因性とは，身体の器質的疾患が原因となり脳に影響を及ぼして精神症状を発現する疾患のことで脳腫瘍，脳梗塞，脳出血による精神

> 1. **内因性**（遺伝子が関与する内側に原因）
>   躁うつ病　統合失調症
>
> 2. **外因性**（原因は身体の外より来る）
>   a. 心因性（心理社会的因子が関与）
>   神経症
>   b. 身体因性（器質性疾患が原因）
>   意識障害　せん妄

図 2-1　精神疾患の分類

的異常や全身性エリテマトーデス（SLE）による精神的異常などがよく知られている。これら外因性と呼ばれるものは、原因がもともと個人の外にある。外因によって真のうつ病は起こらないと一般的には考える。心理的にショッキングなことがあったとか、社会環境的にストレスがあったからといって真のうつ病になることはない。こういった場合は、正常な人であっても、状況反応的に沈んだ気持ちになったり意欲が低下したり不安になるように正常でも起こり得るうつ状態と考えるのである。このようなものを心因性うつ状態と呼ぶ。身体因性でも抑うつ状態類似になることがあるが、うつ状態と言うよりも活動性の低下や意識障害（せん妄）が本態のことが多い。抗うつ薬は、心因性うつ状態や身体因性うつ状態には基本的に無効である。心因性うつ状態には認知療法などの精神療法が治療の中心となり、身体因性うつ状態には基礎疾患そのものの治療が重要となる。

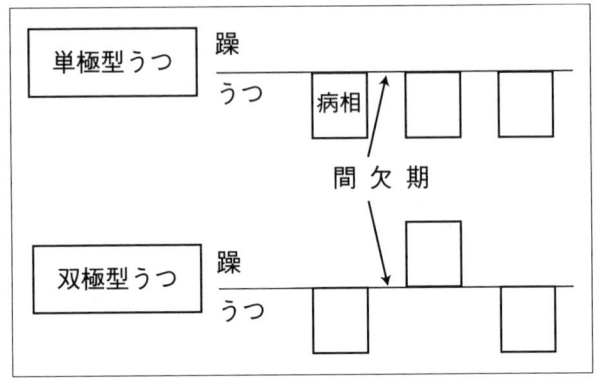

図 2-2 うつ病の分類

　誤解してはならないことは，抗うつ薬を使用して有益であるのはあくまで内因性うつ病と呼ばれる真のうつ病であり，心因性うつ状態や身体因性うつ状態には抗うつ薬は有効ではないということである。なんでもうつ状態であれば抗うつ薬を投与することは慎まなくてはならず，本書では内因性うつ病についての抗うつ薬の選び方と用い方を述べることを原則とする。

2．うつ病の分類（図 2-2）

　うつ病は躁うつ病の中で，うつ病相のみを繰り返す単極型うつ病と躁病相をも経過中に持つ双極型うつ病に分けられる。米国の診断基準であるDSM[1)]流に表現すれば「major depression と bipolar disorder depression」である。

B　うつ病の診断

うつ病は生化学的検査や生理学的検査あるいは画像診断で確定できるものではない。うつ病の診断は1.精神症状, 2.身体症状, 3.時間経過の3つが重要になる。精神症状と身体症状のその時点での現象と, 時間経過のいわゆる縦軸と横軸の総合によって診断は下されるものである。

1．精神症状（図2-3）

うつ病は, 感情の悲哀感や憂うつ感が原因不明にある一定期間持続する疾患である。よって, 一般的にうつ状態と呼ばれる状態像があればうつ病と考えがちだが, 単なるショッキングな出来事によって気分が沈む了解可能なうつ状態とうつ病は本質的には違うものである。うつ病における主徴候は感情の抑うつと精神運動の抑制であり, この2つの精神症状があってうつ病を疑うことになる。それに加えて注意力, 集中力, 自殺念慮が精神症状として重要である。

a. 感情の抑うつ

注意しなくてはならないことは, 患者が「気分が沈む」と訴えるからといってすぐにうつ病とはならないことである。「気分が沈む」という感情は一般的な感情であり, 正常者でも起こり得ることである。病的な感情の抑うつとは, 病的不

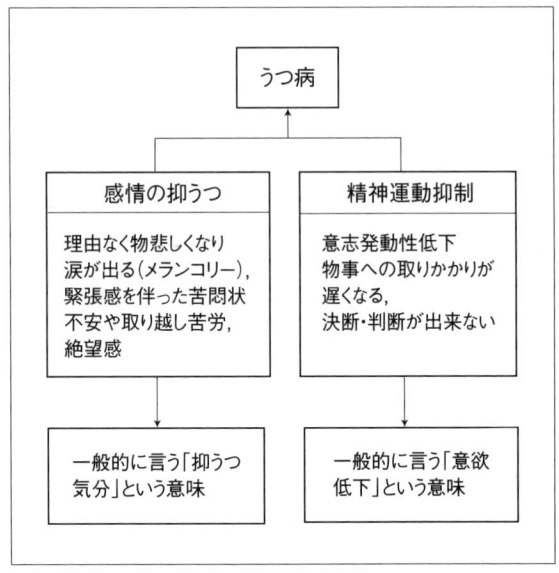

図2-3 うつ病の精神症状

快性情緒といわれるような悲哀感が挙げられる。これは簡単に表現すると「物悲しい」という意味である。ヒポクラテスのメランコリーに相当する。何も原因がないのに物悲しくなり急に涙が出たりする。それに加え緊張感を伴った苦悶状の不安感がある。単に「不安感がある」というのではなく，くどくどとした取り越し苦労や自信を喪失したり将来に絶望的な見解を抱き死を考えたりする。このような内容が程度の差こそあれ存在するのが病的な感情の抑うつである。

b. 精神運動抑制

精神運動抑制とは，思考や意志の発動がゆっくりとなる意志発動性低下を意味する。考えがなかなかまとまらず，前に進まず決断が出来ない。表情や動作も緩慢になり，押し黙ってしまうことが多くなる。仕事場で自分の仕事を前にして何も出来ず，じっとしている状態になったりする。こういった状態を「意欲がない」と表現するが，うつ病患者は決してやる気がないのではなく，むしろ「やらなくてはならない」と意欲はあるのが普通である。物事を実際に実行するエネルギーの欠如と理解すると分かりやすい。このような状態になると自分を責めて自責的になる。

c. 注意力，集中力

注意力が低下すると周囲に対する関心や興味が薄れてくる。集中力が低下すると了解能力や記憶力の低下を来す。一般的にはテレビを見たり新聞や本を読んだりすることが困難になる。

d. 自殺念慮

うつ病患者は，その多くが感情の抑うつや精神運動抑制の結果として死を考えるようになる。放置すれば実際に自殺を完遂することもあるので注意しなくてはならない。「死にたい」と直接的に表現されることもあれば「自分が消えてしまえば楽になる」と間接的に表現されることもある。自殺企図

が起こりやすいのはうつ病の初期と治りかけの時期に多い。この時期は症状の重い時期に比べて症状が軽い分だけ自殺を実行するだけの元気が残っていると考えられる。症状が軽いからといって扱いやすいうつ病などとくれぐれも考えないことである。またうつ病の自殺念慮は自責の表れとして表現される。自分が死んで周囲にかけている迷惑を償おうとする心理機制がある。他人を恨んだり攻撃的に「死んでやる」と表現される他罰的な心理はうつ病患者には起こりにくいのでうつ病か否かの区別の参考になる。

2．身体症状

うつ病は精神疾患であるゆえに精神症状に注目が集まるが，本来心身の不調は精神と身体の両者の相互作用によって引き起こされるものであり，うつ病にも必ず身体症状が存在する。うつ病に現れる身体症状を**表2-1**に列挙した。この中で特に不眠と食欲低下は必ずといってよいほどうつ病に出現するので重要である。

a. 不眠，食欲低下

うつ病の精神症状が明らかに出現する前に不眠や食欲低下といった身体症状が先に現れることはよくある。不眠や食欲低下が主訴の場合，器質的な疾患の検索で異常がないからといって放置するのではなく，うつ病を疑って精神症状を確認する必要がある。逆に精神症状が存在している場合でも不

表2-1　うつ病の身体症状

1. 不眠	9. 耳鳴り
2. 食欲低下	10. 肩こり
3. 体重減少	11. 発熱
4. 口渇	12. 発汗
5. 下痢・便秘	13. 月経異常
6. 吐気・嘔吐	14. 疼痛
7. 呼吸困難	15. 動悸
8. めまい	

眠や食欲低下といった症状がいっさい欠落している場合はうつ病は疑わしくなる。いずれにせよ不眠と食欲低下はきちんと確認すべきである。不眠は「寝付きはどうか」（入眠状態），「途中で目が覚めるか」（中途覚醒），「朝早く目が覚めるか」（早朝覚醒）など細かく訊くと分かりやすい。食欲がなくても患者は無理をして食べている場合「食べている」と答えることもある。「味はどうか」「砂をかむような食感」「無理をして食べていないか」など，細かく訊くと食欲低下は分かりやすい。

3．時間経過（図2-4）

　精神症状と身体症状は，うつ病を診断する上でいわば縦軸の症状と捉えることができる。症状の推移である時間経過

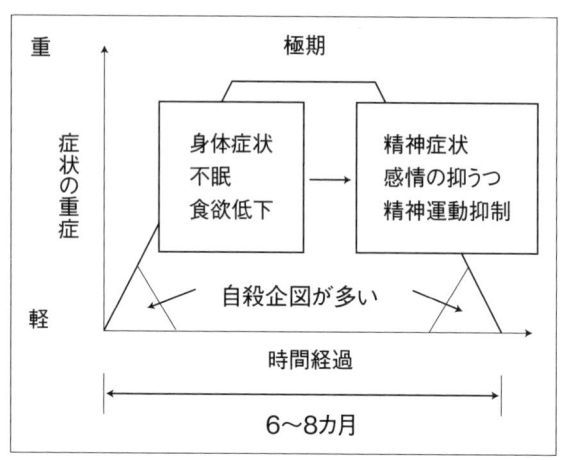

図2-4 うつ病の症状と時間経過

(精神症状，身体症状がいつ頃から出現しどのように進んでいるか）という横軸の症状が加わりうつ病の全体像を描くことが出来る。全体像を描くことが出来ることで初めてうつ病の診断が確定される。うつ病は急性発症するものではなく，はじめ症状は軽く徐々に重症度が重くなる疾患である。また，うつ病を発症させるような原因めいたものは必要なく，ある日知らぬ間に発症して徐々に進行する経過を取る。急性発症したように見えても，経過をよく訊くと数カ月前から発症していることが分かることがある。真に急性発症しているような場合はうつ病ではなく，他の疾患や単なる心理的動揺の可能性が強い。徐々に進行するといってもうつ病の自然経過は6〜8カ月と考えられているため，受診時より数年も前

から始まっていると訴える場合もうつ病でない可能性が高い。

C　うつ病の治癒経過[10]

　うつ病は急速に改善することはまれであり，急に改善した場合は真の治癒ではないことが多い。通常諸症状は緩やかに軽減して平静にもどるのが一般的である。回復に向かう徴候として，睡眠時間が増加し，食欲がもどり栄養状態の改善にともなって体重も増加する。次に情緒が落ち着き平静に会話が出来るようになり，次第に持続的に感情が鎮静化する。妄想も口にしなくなり，病識が現れ不穏であった時期の自分の言動を振り返ってはずかしく思ったりする。病識がしっかりできると治癒の徴候と考える。回復期において最も永く存続する症状は悲哀感や不安などの感情障害であり，感情過敏，全身倦怠感，衰弱感，肩こり，頭重感などが全く消失するには数カ月〜1年かかることもある。病相の持続期間は未治療の場合はたいてい6〜8カ月程度と考えられる。初回のうつ病相は軽症の例が多く，再発を繰り返すごとに病相期も長く症状も重くなると考えられている。予後は良好で症状回復後は精神的後遺症を残さず完全に治癒する。

D　うつ病と性別

　古くから欧米や南アメリカではうつ病は男性より女性優位であると指摘されてきた。うつ病の生涯危険率も男性では10〜15%，女性では20〜25%に達するとされ，ここでもうつ病は女性に多いことが推察されている。一般に女性は男性よりもいくらか早期に罹患するといわれている。また月経の開始，出産，産褥ならびに更年期といった女性特有の出来事はうつ病発症と深い関係があることは疑いないことであり，このことも女性の罹患が男性よりも多いことを想像させる。しかし，高齢においては女性の発病が減り男女間の比は変わらなくなる。臨床的な病型に対する性別の関与は，男性は単純なうつ状態を示すことが多いが女性ではこれに反して奇抜な妄想形成があったり不安を伴ううつ状態が多いといわれている。また，難治性のうつ病や遷延性のうつ病に移行する危険性は女性の方が高いと考えられており女性という性別はうつ病悪化のリスクファクターと考えられている。

E　うつ病と年齢

　うつ病の初発年齢は思春期以降と考えるのが一般的である。まれにうつ病の始まりが10歳以前にさかのぼることができる症例もあるが成人の病像とは異なり内的感情の違和

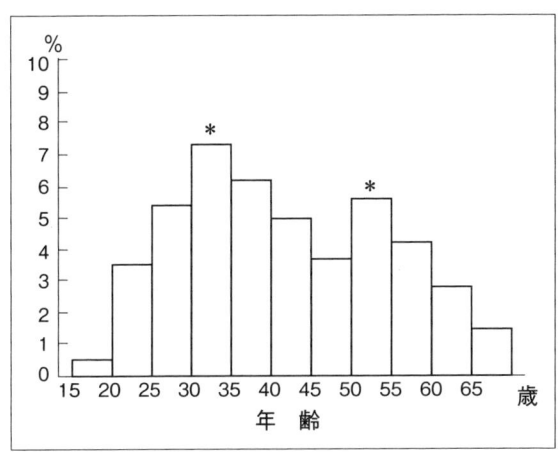

図 2-5　うつ病と年齢（第2章文献8より引用）

感を精神症状として表すことが少なく，身体症状や行動の異常として表現することが多い．**図 2-5** はクレペリンが報告した躁うつ病 903 症例の最初の病相の各年齢段階における分布図と各年齢段階におけるうつ病相の分布より計算したうつ病の好発年齢である[8]．これによるとうつ病の好発年齢は，若年層より徐々に増加し 30 歳代でピークをむかえその後減少傾向を示し再び 50 歳代で上昇しその後減少するという，**図 2-5** に＊で示したような二峰性のパターンを見いだすことができる．ただし，老年期以後に起こるうつ病の病像は，成人の病像と類似であったとしてもその成因は異なっている部分もある．成年期のうつ病の本態は機能性精神病と表現されるように，明らかに脳の器質的病変は認められないが，

老年期のうつ病の場合,脳梗塞,脳出血,脳萎縮,脳動脈硬化など器質性の病変を含んでいることが多い。そのために精神症状は成年期と同じでも治療反応などに差があることも多くみられるので,老年期でなかなか改善しないうつ病は,脳の器質性変化の関与を考えるべきである。また老年期のうつ病は,時に不安,焦燥感が強く表現されたり,頭痛,目まいなど身体症状が強く表出されたり,精神運動抑制が強く表出され,一見知的レベルが低下したように見え痴呆と間違われてしまう仮性痴呆と呼ばれる状態に見えることもある。

F うつ病と性格

うつ病研究において,古くから病前性格が注目され取り挙げられてきた。誤解してはならないことは,病前性格を持つ人がすべてうつ病になるのではない。うつ病の人を調べるとある一定の性格が見られたという病前性格論とうつ病の原因が心理的要因であるという説明とを結びつけてはならない。うつ病の原因は,うつ病概念の項でも述べたように,あくまで遺伝子に起因した病態生化学的異常であり,心理的要因で起こるものは神経症的なうつ状態で真のうつ病とは別物である。しかし,病前性格を知ることは治療経過の予測やうつ病患者への精神療法的接近に重要であると考えられ整理して理解する必要がある。

うつ病に関連ある病前性格として循環気質,執着気質,メ

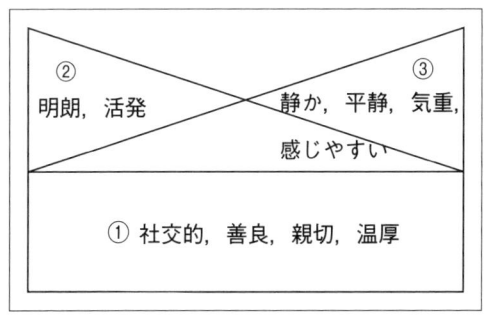

図2-6　クレッチマーの循環気質

ランコリー親和型性格が認められている。1921年クレッチマー[4]は、躁うつ病の病前における気質を循環気質と名付けて、次のような諸項をあげた。

①社交的、善良、親切、温厚
②明朗でユーモアがあり活発
③静か、平静、気重、感じやすい

①は循環気質に共通な根本的特徴であり、②は軽揚型、③は抑うつ型とした。②と③は同一人に種々の割合で構成されている性格とした（**図2-6**）。

ところが我が国の下田光造は、クレッチマーの循環気質が躁うつ病患者の病前の異常性格の特徴であることに異論を唱えた。下田は、異常性格とはそれを有することによって本人の健康と発展とに何らかの意味で支障を来す可能性のある性格であり、正常性格は健康と発展に最も好適なものでなければならないとした。循環気質の中核をなす社交的、善良、

親切,明朗は,社会生活を営む人間の生存発展に最も適したむしろ理想的性格というべきもので,これらを病的性格とするのは意味がないと主張した。そして躁うつ病の病前性格として偏執的性格を 1930 年代より唱えた[11]。偏執的性格はパラノイド性格と語彙的に混同されやすいため執着気質と改名された。この性格の基礎は感情の経過の異常にあるとした。すなわち,執着気質者では一度起こった感情が正常人のように時と共に冷却することがなく,持続的に緊張しあるいはむしろ増強する傾向を持ち,徹底的にやらねば気がすまないことになる。この性格に基づく性格標識として,仕事熱心,凝り性,徹底的,正直,几帳面,強い正義感や義務責任感,ごまかしやずぼらができない等で,他人から模範的な人物,信頼すべき人物,真面目な人とみられている。発明発見等に適した性格でもあるがその強い正義感や責任感が他の義務責任,自己の権利といった方面に向かう場合ははなはだ厄介な人物ともなり得る。

この執着気質者がいかにして躁うつ病を発症するかについて,下田は,未だ仮説に過ぎず真の成因は将来生化学的に解決されるであろうとしながらも次のように述べている。「定型的症例にあってはある期間の過労事情(誘因)によって睡眠障害,疲労性亢進を初め各種の神経衰弱症候を発症する,これは生物学的には自己保存のための疾病逃避反応(神経衰弱反応)ともいうべく,正常人ではこの際情緒興奮性減退,活動欲消失が起こっておのずから休養状態に入るのであ

るが,執着性格者にあってはその標識たる感情興奮の異常により,休養生活に入ることが妨げられ,発揚症候群叉は抑うつ症候群を発症する,これによって初めて疲労の原因から逃避し得ることになる」[12]。このように下田は,執着気質と躁うつ病発症のメカニズムを心理的にみごとに説明した。その後1961年にテレンバッハ[13]は,メランコリー親和型性格を発表した。彼によれば,うつ病に陥りやすい人の性格的特徴は一言でいえば律儀あるいは秩序愛という。仕事の面では緻密,入念,几帳面で自己要求が高く,対人関係の面では他人のために尽くすことによって秩序を守ろうとする。病気や怪我などの不時の出来事によって秩序が乱されることが危機的状況へとつながる。このような性格をメランコリー親和型と名付けた。その後メランコリー親和型性格と下田の執着気質の類似性が注目され,テレンバッハ自身もその著書の中で下田の執着気質理論を詳しく説明している。執着気質とメランコリー親和型性格はほとんど同一の性格であるとする見方もあるが,執着気質は熱中性と徹底性が中心で融通がきかないのに対し,メランコリー親和型性格は対人関係的に押しが強くないところに差があるといえる。循環気質,執着気質,メランコリー親和型性格の特徴を**表2-2**に示す。

表 2-2　うつ病の病前性格

性　格	特　徴
循環気質	基本基調　(1) 社交的，善良，親切，温厚 軽揚型　　(2) 明朗でユーモアがある，活発 抑うつ型　(3) 静か，平静，気重，感じやすい
執着気質	一度わき起こった感情が緊張持続して減退しない 一度着手したことは徹底的にやる
メランコリー親和型性格	秩序に束縛された几帳面さと緻密さ 他人のために尽くす

G　うつ病の生化学的原因

　うつ病の成立には様々な要因が関与すると考えられるが，原因として最も重要なものは遺伝子や生化学物質の変化である。うつ病の原因は，ヒポクラテスの時代より体液の異常などが考えられてきたが長い間不明であった。原因が明らかになりはじめたのは抗うつ薬という治療薬の発見が契機である。1957年，スイスのクーンにより抗うつ薬 imipramine が発見されうつ病に有効であることが確認された[3]。この imipramine の作用機序を明らかにすることによってうつ病の本態が類推できるようになったのである。通常病気は，病態生理が明らかになりそのメカニズムに対応した薬物が開発されるが，うつ病をふくめた精神疾患は有効な薬物が発見

されてその薬物の作用機序より病気の病態生理が逆に類推されたのである。

脳細胞と脳細胞の間にはすき間があり，その細胞間隙に神経伝達物質と呼ばれるノルアドレナリンやセロトニンという物質が存在する。この物質により細胞から隣の細胞にシグナルが伝わってゆき活発な神経活動が行われる。Imipramine は，細胞間の神経伝達物質であるノルアドレナリンとセロトニンの再取り込みと呼ばれる細胞内への伝達物質の流入を阻害する作用が確認されている。この細胞内への流入阻害作用により imipramine 投与中は細胞間のノルアドレナリンとセロトニンの濃度が上昇する。その事実と精神症状の改善に関連があることが明らかになりうつ病の本態は，細胞間の神経伝達物質であるノルアドレナリンとセロトニンの減少により神経刺激伝達が障害された結果であると考えられるようになった。ノルアドレナリンとセロトニンはモノアミンと呼ばれていることから，この仮説はアミン仮説と呼ばれている。このアミン仮説がうつ病の本態として現在最も重要であるとされている[5]。その他に imipramine には，β受容体数の減少作用やドーパミン神経への薬理作用がいくつか確認されている。これらの作用が抗うつ作用にどのように影響しているかはまだ十分明らかにされていない。さらに抗うつ薬が生体に及ぼす影響は様々なものが観察されており，タンパク質リン酸化酵素プロテインカイネーゼCに対する作用もそのひとつである。プロテインカイネーゼC

は，神戸大学学長であった今は亡き西塚博士が発見された生体内のシグナル伝達系に重要な働きをする酵素で抗うつ薬は従来よりプロテインカイネーズCの阻害薬として知られてきたが，ある条件下では活性化作用を持つことが確認されている[6)7)]。これらの発見は今後作用機序の解明とうつ病発症の原因解明に役立つかもしれない。しかし，現在のところアミン仮説はうつ病の病態生理の重要な部分であることに間違いはない。

参 考 文 献

1) American Psychiatric Association. Diagnostic and statistical manual of mental diseases (4th ed). American Psychiatric Association, Washington, DC, 1994.
2) 後藤基裕．メランコリー．精神医学事典（加藤正明，保崎秀夫，笠原嘉，宮本忠雄，小此木啓吾編）．弘文堂，東京，p631, 1975.
3) 保崎秀夫（監訳）．精神治療薬の原点：国外重要文献全訳集．金剛出版，東京，1987.
4) Kretschmer E. Korperbau und Charakter. Springer, Berlin, 1951.
5) 栗山欣弥，北側晴雄．生化学的観点からみた薬理学．理工学社，東京，1981.
6) Morishita S, Watanabe S. Effect of the tricyclic antidepressant desipramine on Protein kinase C in rat brain and platelets in vitro. Psychiat Clin Neurosciences, 1997; 51: 249-252.
7) Morishita S. Effect of tricyclic antidepressants on protein kinase C activity in rabbit and human platelets in vivo. J Affect Disord, 2002; 70: 329-332.
8) 西丸四方，西丸甫夫訳．エーミール・クレペリン精神医学2 躁うつ病とてんかん．みすず書房，東京，1986.
9) 大槻真一郎（編）．ヒポクラテス全集．エンタプライズ，東京，1985.
10) 下田光造，杉田直樹．最新精神病学（第5版）．杏林舎，東京，1932.
11) 下田光造．余の教室における初老期憂鬱症の治療について．台湾医学誌，1932; 31: 113-115.
12) 下田光造．躁鬱病について．米子医学雑誌，1950; 2: 1-2.
13) Tellenbach H. Melancholie. Springer, Heidelberg, 1961.

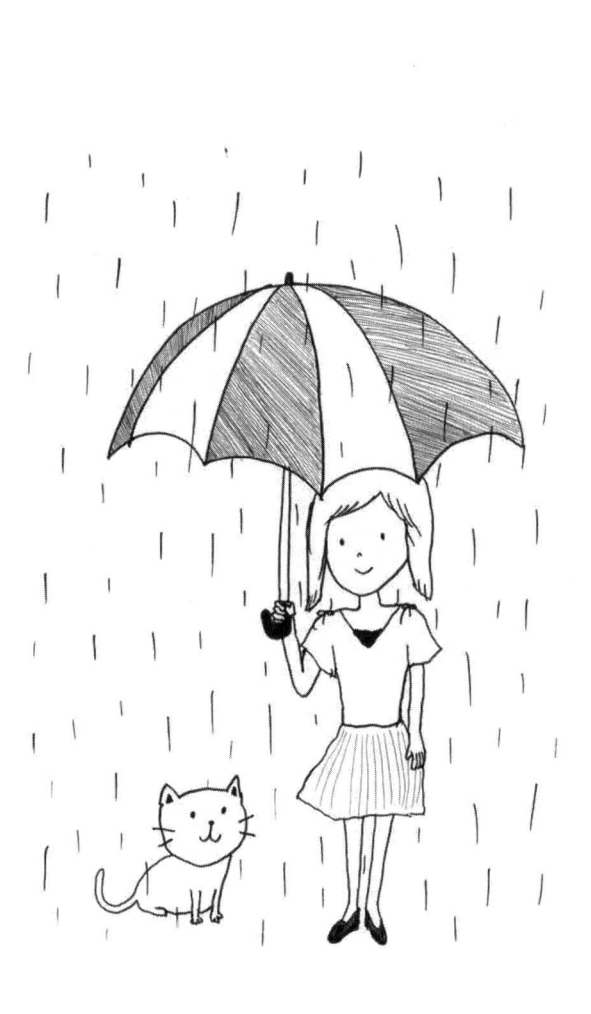

第3章

抗うつ薬の種類

　現在我が国と世界でうつ病に適応を持つ主な抗うつ薬を**表3-1**に示した。最近の傾向では，ガイドラインやアルゴリズムに推奨されているように選択的セロトニン再取り込み阻害薬（SSRI）やセロトニン・ノルアドレナリン再取り込み阻害薬（SNRI）が第一に用いられることが多い。しかし，三環系抗うつ薬や四環系抗うつ薬の処方も我が国では諸外国に比べて多いのが現状である。抗うつ薬の薬理作用は，神経細胞間に存在する神経伝達物質のセロトニン（5-HT）とノルアドレナリン（NA）の細胞内への再取り込みを抗うつ薬が阻害することによって神経細胞間に5-HTとNAが増加する。この結果神経伝達の改善がうつ病を回復させているとするアミン仮説が抗うつ薬の薬理作用の中心である。この薬理作用はどの抗うつ薬でも基本的には共通である[1)～6)]。

表3-1 抗うつ薬の種類

三環系抗うつ薬	二級アミン類 　nortriptyline, [desipramine] 三級アミン類 　amitriptyline 　clomipramine 　dosulepine 　imipramine 　lofepramine 　trimipramine
四環系抗うつ薬	maprotiline mianserin setiptiline
その他非定型抗うつ薬	amoxapine sulpiride trazodone
MAO阻害薬	[L-deprenyl], [phenelzine], [tranylcypromine]
SSRI	fluvoxamine paroxetine sertraline [citalopram], [fluoxetine]
SNRI	milnacipran [duloxetine], [nefazodone], [venlafaxine]

[ ]は日本になし

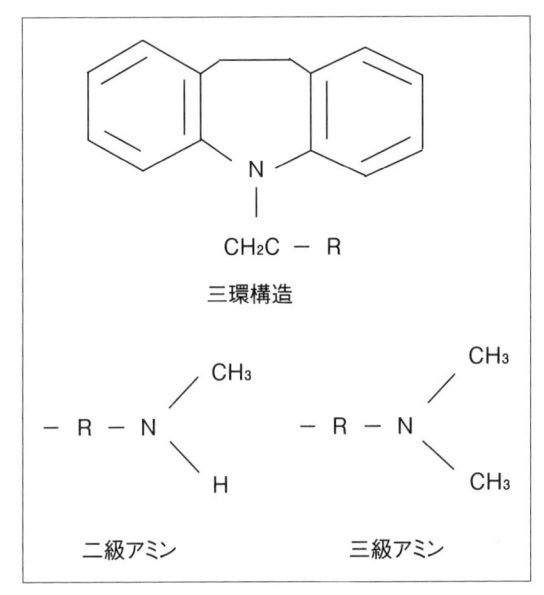

図 3-1 三環系抗うつ薬の構造式

A　三環系抗うつ薬

構造式上（**図 3-1**）芳香族の芳香環（ベンゼン環とも呼ばれる六角形の環）が3つ平面に並んだ基本骨格を持つ。この3つの環を持つ薬物を総称して三環系抗うつ薬と呼んでいる。5-HT と NA の両方の細胞内への再取り込み阻害作用を持つ。化学構造式上，三環と反対側の N 末端に C 基が2つ付くか3つ付くかによって二級アミンと三級アミンに分類される。二級アミンは，NA の再取り込み阻害作用が強い。対

して三級アミンは 5-HT の再取り込み阻害作用が強い。一般的に三環系抗うつ薬はアセチルコリン受容体を遮断する作用があり，口渇，便秘，排尿困難などの副作用と関係があると考えられている。

B 四環系抗うつ薬

三環系抗うつ薬は芳香環が3つあるための呼び名であるように，4つあれば四環系と呼ぶ。ただし4つの環のつながり方は様々で，立体的な構造をとる maprotiline と，平面的につながる mianserin と setiptiline に分かれる（図 3-2）。四環系抗うつ薬の特徴は NA に対する作用である。Maprotiline は NA の再取り込み阻害作用が強い。ところが mianserin と setiptiline は NA 再取り込み阻害作用を持たない。細胞のシナプス前部の自己受容体（α アドレナリン受容体）を遮断して NA の放出を増加させることで結果的に細胞間に NA 量を増加させ作用していると考えられている。三環系抗うつ薬を世代的に第一世代の抗うつ薬と呼ぶのに対して，四環系抗うつ薬を第二世代の抗うつ薬と呼ぶことがある。

C その他非定型抗うつ薬（図 3-3）

この分類は構造式上あるいは作用機序で分類できないものを便宜的に含めた分類であり正式な分類名称ではない。

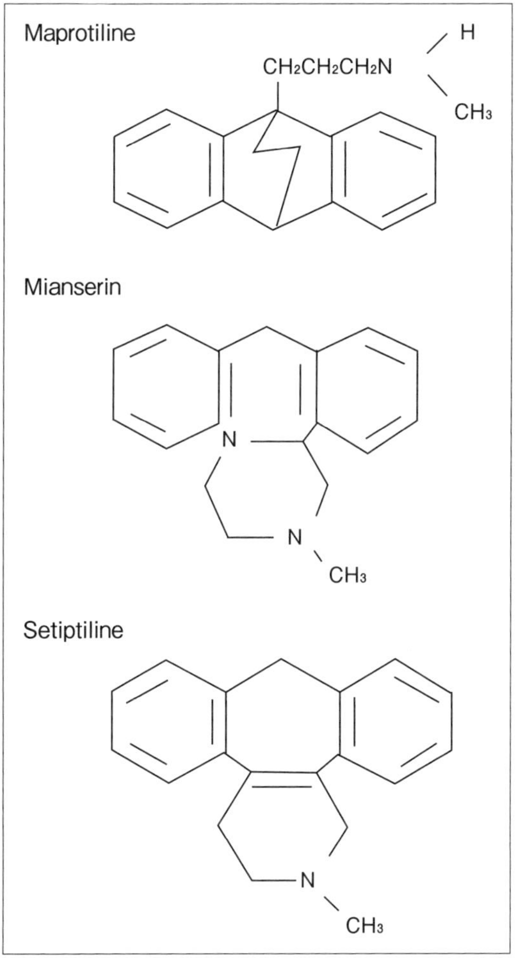

図3-2 四環系抗うつ薬

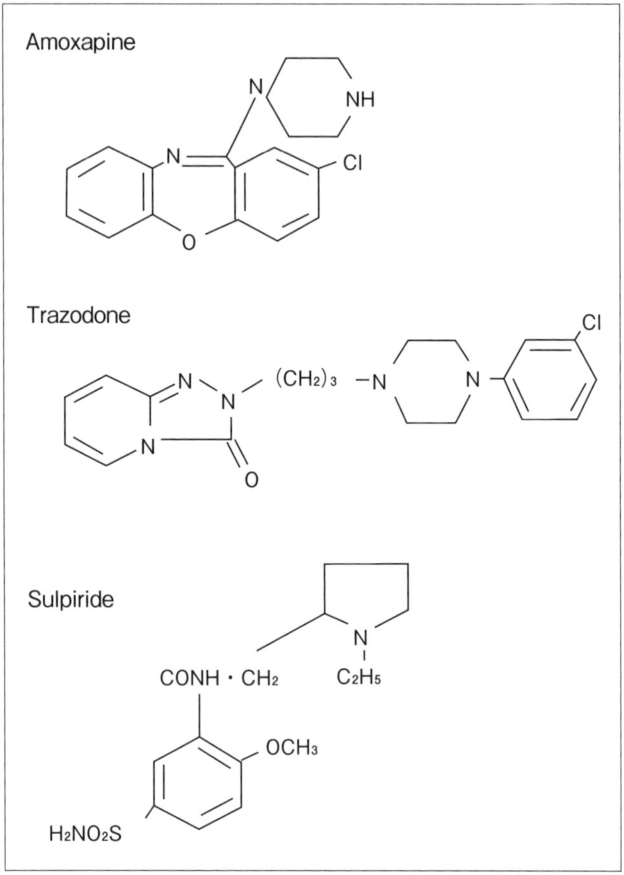

図3-3 その他非定型抗うつ薬

Amoxapine は，三環系類似の構造を持つので三環系抗うつ薬に含める考え方もあるが4つ目の環状構造を持つため四環系と考えることも出来る。NA 再取り込み阻害作用が強

い。Trazodone は,構造式は三環系にも四環系にも入らない。5-HT 再取り込み阻害作用が中心である。Sulpiride は,もともとドーパミン神経遮断薬で統合失調症の治療に使用され抗精神病薬に分類される。50〜150mg 程度の一日用量でドーパミン放出が増加しこのドーパミン作用により抗うつ作用を現すと考えられている。しかし,200mg 以上使用するとドーパミン遮断作用が強くなり抗うつ効果は減弱すると考えられる。

D モノアミンオキシダーゼ阻害薬（MAO 阻害薬）

この薬物は神経終末ミトコンドリア内のモノアミン分解酵素であるモノアミンオキシダーゼの作用を阻害してモノアミン（5-HT, NA）の分解を抑制し,5-HT, NA の量を細胞間で維持して抗うつ作用を現すと考えられている。しかし,MAO 阻害薬は肝障害の副作用が強く,現在我が国では用いられていない。欧米では安全性の高い MAO 阻害薬,tranylcypromine, phenelzine 等がすでに使用されている。

E 選択的セロトニン再取り込み阻害薬（SSRI）

Selective serotonin reuptake inhibitor の名称の通り 5-HT の再取り込みのみが強くその他の NA やアセチルコリン受容体に対する作用をほとんど持たないのが特徴である。そ

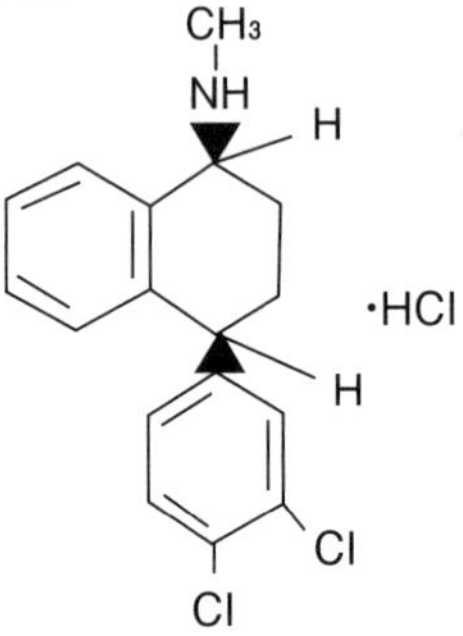

図3-4　SSRI

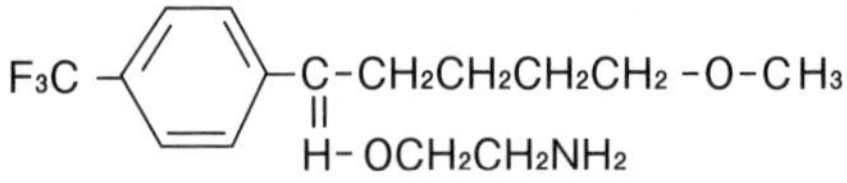

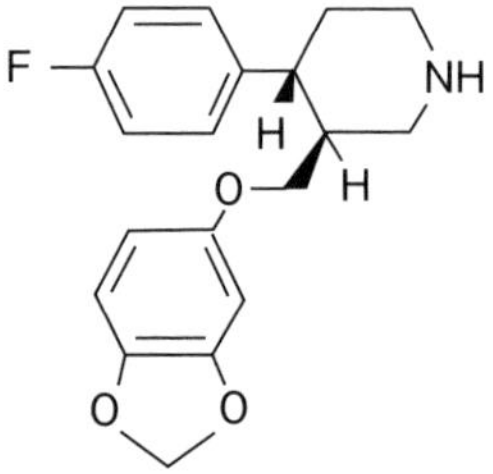

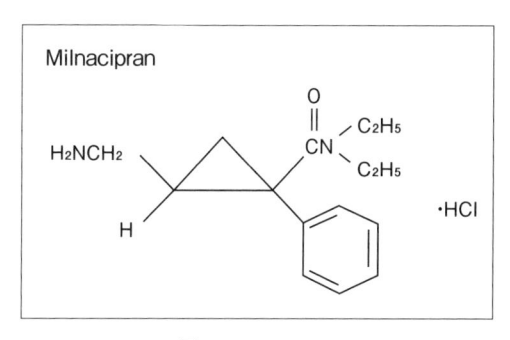

図3-5　SNRI

のため副作用の面では三環系，四環系抗うつ薬より少なくなっている。我が国では1999年にfluvoxamine，2000年にparoxetine，2006年にsertralineが導入されている（**図 3-4**）。

F　セロトニン・ノルアドレナリン再取り込み阻害薬（SNRI）

　Serotonin noradrenaline reuptake inhibitorの名称の通り5-HTとNAの両方の再取り込みを阻害する作用が強い抗うつ薬である。また，SSRIと同様にアセチルコリン作動性神経系に対する作用がない。そのためSSRIと同じく副作用は従来の抗うつ薬に比べて軽減されている。2000年にmilnacipranが導入されている（**図 3-5**）。

G 覚醒剤

現在この種の薬物をうつ病治療に使用することは出来ない。最近はこの覚醒剤を精神刺激薬といい換えているが，methamphetamine がこの分類に含まれるように，覚醒作用を造り出す薬物である。治療的には睡眠発作が起こるナルコレプシーや小児の多動症が適応になる。我が国で使用可能な薬物として methylphenidate がある。かつて methylphenidate には難治性うつ病や重症うつ病に適応があったが依存と乱用が起こりやすく，また統合失調症類似の精神異常を起こすこともある。しばしば抑うつ状態や疲労や活動性の低下も引き起こしてしまう等のため現在はうつ病に対しての適応は削除された。

H 各抗うつ薬の一般的投与量

我が国で使用可能な抗うつ薬の標準的な一日投与量を**表 3-2** に示す。薬物の用量は保険適応によって制限されているが臨床場面では保険適応を超えて投与しなければ改善が得られない症例や，開始用量が少なすぎて効果が現れない症例がある。現実的には保険適応にしばられることなく，各個人にあった用量選択を心がけたい。

表3-2 抗うつ薬の一日保険適応用量

分類	抗うつ薬	一日保険適応用量
三環系抗うつ薬	amitriptyline	30 〜 300mg
	clomipramine	50 〜 225mg
	dosulepine	75 〜 100mg
	imipramine	25 〜 300mg
	lofepramine	10 〜 150mg
	nortriptyline	10 〜 150mg
	trimipramine	50 〜 300mg
四環系抗うつ薬	maprotiline	30 〜 75mg
	mianserine	30 〜 60mg
	setiptiline	3 〜 6mg
その他	amoxapine	25 〜 300mg
	sulpiride	50 〜 150mg
	trazodone	75 〜 200mg
SSRI	fluvoxamine	50 〜 150mg
	paroxetine	10 〜 40mg
	sertraline	25 〜 100mg
SNRI	milnacipran	25 〜 100mg

参 考 文 献

1) Briley M, Montgomery S. Antidepressant Therapy. Martin Dunitz Ltd, London, 1998.
2) Gilman AG, Goodman LS, Rakk TW, Murd F (ed). Goodman and Gilman's the pharmacological basis of therapeutics (7th ed). Macmillan Publishing Co., NY, 1985.
3) 上島国利．抗うつ薬の知識と使い方．ライフ・サイエンス，東京，1993.
4) 栗山欣弥，北側晴雄．生化学的観点からみた薬理学．理工学社，東京，1981.
5) Stahl SM. Psychopharmacology of Antidepressants. Martin Dunitz Ltd, London, 1997.
6) 渡辺昌祐，横山茂生．抗うつ薬の選び方と用い方．新興医学出版，東京，1983.

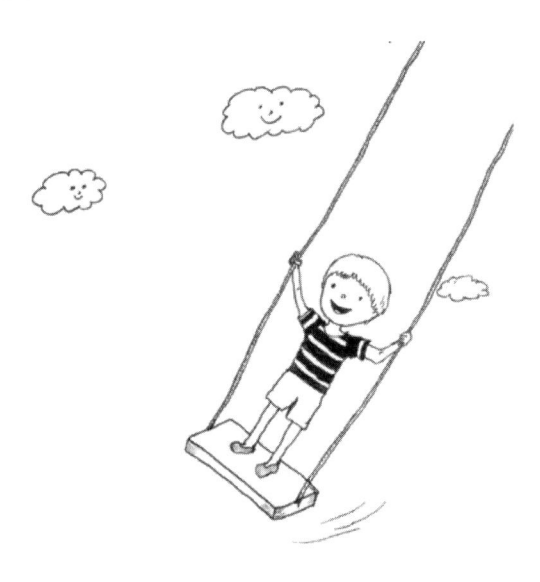

第4章

性別による抗うつ薬の選び方

　性別は臨床上最も容易に区別が出来る臨床要因のひとつである。おしなべて男性と女性に対する抗うつ薬の有効性は同等であるかのように述べられてきたが，最近第一選択薬として使用されるようになった選択的セロトニン再取り込み阻害薬（SSRI）やセロトニン・ノルアドレナリン再取り込み阻害薬（SNRI）の中に，性別によって有効率に違いがあることが報告されるようになってきた。男性に有効率が高い抗うつ薬があるのなら男性患者には最初からその抗うつ薬を，女性に有効率が高い抗うつ薬があるのなら女性患者には最初からその抗うつ薬を使用すれば当然男女を平均した有効率を上回ることが期待され患者本人にとっても有益である。この章では近年報告されている性差のある抗うつ薬を中心に述べる（**表 4-1**）。

表4-1 性別による抗うつ薬の効果

著　者	結　果
Raskin (1974) [19]	Young female： MAO 阻害薬＞benzodiazepines
Hamilton (1996) [4]	imipramine：Male＞Female
Kornstein (2000) [9]	Female：sertraline＞imipramine
Martenyi (2001) [11]	Young female： fluoxetine＞maprotiline
Quitkin (2002) [18]	Young female： MAO 阻害薬＞TCA
Hildebrandt (2003) [5]	TAC, SSRI, MAO 阻害薬： Male=Female
Morishita (2003) [12]	milnacipran：Male＞Female
Joyce (2003) [7]	Female： fluoxetine＞nortriptyline
Grigoriadis (2003) [3]	nefazodone, venlafaxine： Young female＞Old female
Wohlfarth (2004) [21]	TCA：Male=Female
Baca (2004) [1]	Female：sertraline＞imipramine
Thase (2005) [20]	SSRI：Young female＞Old female
Khan (2005) [8]	SSRI：Male＜Female

表 4-1 (続き)

著　者	結　果
Pino-Meza (2005) [17]	SSRI：Male=Female
Berlanga (2006) [2]	Female：citalopram > reboxetine
Kornstein (2006) [10]	duloxetine：Male=Female
Papakostas (2007) [16]	bupropion, SSRI：Male=Female
Morishita (2008) [15]	sertraline：Female > Male

A 選択的セロトニン再取り込み阻害薬（SSRI）

1．Sertraline

Sertralineの男女に対する有効性の違いを最初に報告したのはKornstein (2000) [9] らである。彼らは男性235例，女性400例の慢性単極型うつ病を対象に無作為二重盲検法で，sertralineと三環系抗うつ薬のimipramineを比較した。Sertralineは1日50mgより開始し，最高200mgまで増量した。Imipramineも1日50mgより開始し，最高300mgまで増量し，12週後に男女それぞれの有効率を算出する方法で性差を検討した。12週後のそれぞれの最終平均一日用量はsertraline 139.6mg, imipramine 143.2mgであった。最終有効率は，男性ではsertraline 45％対imipramine 62％（P=0.04）でimipramineが優り，女性ではsertraline 57％対

imipramine 46%（P=0.02）で sertraline が優った。注目すべきは閉経前の女性には sertraline 57%対 imipramine 43%（P=0.01）と女性全体の結果同様 sertraline の有効率が優っていたが，閉経後の女性では sertraline 57%対 imipramine 56%（P=0.88）と有効率は同等になっていた。さらに，年齢別にみると閉経前のほとんど96%が含まれる女性40歳未満では sertraline 61%対 imipramine 40%（P=0.005）と sertraline の有効率が優っていた。閉経後が大部分を占める40歳以上の女性では sertraline と imipramine の差はなかった。男性では，40歳以上でも40歳未満でも imipramine が有効率は優っていた。細かく適応を性別で区別するならば，閉経前の女性あるいは40歳未満の女性に sertraline を選択することは有益であると考えられる。

次いで Baca（2004）[1] らもまとまった症例数で sertraline と imipramine について性別による有効性の違いを報告している。彼らは男性50例，女性184例のうつ病患者に対して薬物の選択は無作為であるがオープン試験で行い，一日用量は sertraline は50mgから開始し最高200mgまで増量した。Imipramine は75mgから開始し最高225mgまで増量し，8週間で効果を比較した。最終有効率の比較では，男性は sertraline と imipramine に差はなかったが，女性では sertraline 72.2%対 imipramine 52.1%（P=0.008）と sertraline が優っていた。この報告でも女性に sertraline を選択する有益さがうかがえる。

ただ両報告において sertraline の一日用量が最高 200mg まで使用されている。我が国での sertraline の保険適応用量は 1 日 100mg までであり日本では sertraline が十分使用できないことにより有効率が低下する可能性が考えられる。この件について筆者らは我が国で使用できる用量範囲内での sertraline と他の抗うつ薬の性別による有効率の差を検討した[15]。男性 176 例，女性 192 例の中等度うつ病患者に対して，SSRI である sertraline 25 〜 100mg/ 日と fluvoxamine 50 〜 150mg/ 日と paroxetine 20 〜 40mg/ 日，SNRI である milnacipran 50 〜 100mg/ 日，四環系抗うつ薬である maprotiline 50 〜 100mg/ 日をオープン試験で 3 カ月後の寛解有効率を男女別々に比較した。**図 4-1** に男性群と女性群それぞれの抗うつ薬に対する寛解有効率を示した。男性群においてはどの抗うつ薬でも統計学的には同等の有効性であり差はなかった（P=0.1053）が，女性群では sertraline と maprotiline が他の抗うつ薬よりも寛解有効率が高かった（P=0.0013）。さらに各抗うつ薬それぞれの寛解有効率を男性と女性で比較した結果を**図 4-2** に示した。Sertraline は男性 55.6%対女性 95.0%（P=0.0043）で女性に寛解有効率が高かった。これらの結果より外来レベルのうつ病患者では女性に sertraline を選択する有益性はあると考えられる。

2．Fluoxetine

Fluoxetine は世界で初めての SSRI として知られている

男性における抗うつ薬の寛解有効率

Male Remission Rate(%)
- Flv: 68.3
- Pax: 57.8
- Ser: 55.6
- Mil: 80.0
- Map: 78.1

Antidepressants

女性における抗うつ薬の寛解有効率

Female Remission Rate(%)
- Flv: 64.3
- Pax: 52.6
- Ser: 95.0 (P<0.01)
- Mil: 65.7
- Map: 86.1 (P<0.01)

Antidepressants

Flv:fluvoxamine, Pax:paroxetine, Ser:sertraline, Mil:milnacipran, Map:maprotiline

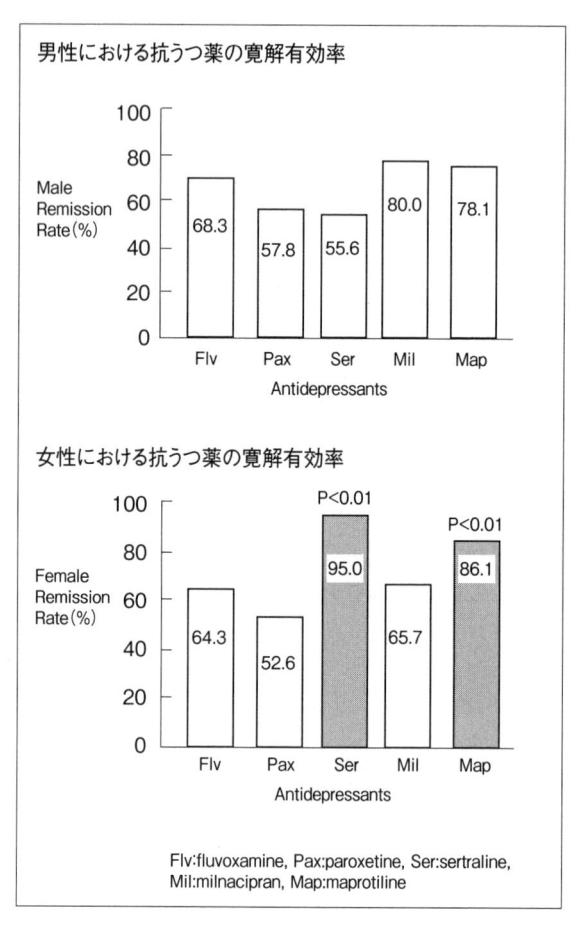

図 4-1　男女別における各抗うつ薬の寛解有効率
(第4章文献15より引用)

が2009年3月現在我が国には導入されておらず，使用は出来ないがsertralineに次いで性差に関する報告がある抗う

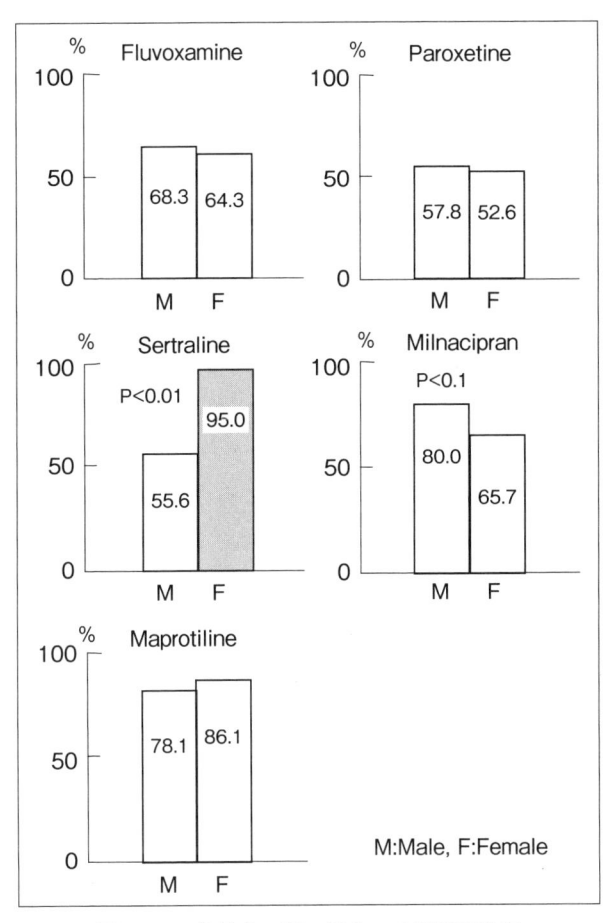

第4章 性別による抗うつ薬の選び方 45

図4-2 各抗うつ薬の男女への寛解有効率
(第4章文献15より引用)

つ薬である。Martenyi (2001)[11]らは，ハミルトンうつ病評価尺度 (HAM-D) で18点以上のうつ病患者男性44例，

女性 61 例に対して fluoxetine 20mg/日（固定用量）と四環系抗うつ薬でノルアドレナリン再取り込み阻害作用の強い maprotiline 100〜200mg/日を 6 週間で比較した。結果は男性群では HAM-D の改善率に fluoxetine と maprotiline は差はなかった。しかし女性群では HAM-D の改善率は fluoxetine 投与群が maprotiline 投与群よりも高かった（P=0.017）。さらに女性で 44 歳未満の患者群では fluoxetine の HAM-D の改善率は maprotiline を上回っていたが，44 歳以上の患者群では fluoxetine と maprotiline の改善率は同等であった。このことは先の sertraline の報告と同様である。

次いで Joyce（2003）[7] らは 113 例のうつ病患者に対して fluoxetine 平均 27mg/日と三環系抗うつ薬でノルアドレナリン再取り込み阻害作用の強い nortriptyline 平均 100mg/日とを 6 週間で比較し，男性群 40 歳以上で nortriptyline が fluoxetine より有効率は上回り（P=0.028），女性群 18〜24 歳では fluoxetine が nortriptyline より有効率が高かったことを報告している（P=0.035）。これらの報告で fluoxetine は女性，とりわけ年齢的に閉経前の若い層に有効性が高いことがうかがえる。

3．Citalopram

Citalopram も 2009 年 3 月現在我が国には導入されていない SSRI であるが世界的にはよく使用されている。

Berlanga（2006）[2] らは 18〜40 歳までの男性 38 例，女

性48例のうつ病患者に対してcitalopram 20mg/日と,これも我が国には導入されていないが選択的ノルアドレナリン再取り込み阻害薬のreboxetine 4mg/日とを8週間で比較し,男性群では両抗うつ薬の改善率は同じであったが女性群ではcitalopram（80%）がreboxetine（56%）を上回った（P=0.029）ことを報告している。Citalopramもsertraline, fluoxetine同様,女性のとりわけ閉経前の若い層に有効性が高いことが考えられる。

4．Fluvoxamine, Paroxetine

Fluvoxamineとparoxetineは我が国で使うことの出来るSSRIである。Hildebrandt（2003）[5]らはうつ病患者にclomipramine 150mg/日とparoxetine 30mg/日を投与し比較したが,paroxetineには性差はなかったと報告している。Pinto-Meza（2006）[17]らは女性242例,男性59例のうつ病患者を対象にparoxetine, sertraline, fluoxetine, citalopramの4種類を投与し6カ月後の効果をSSRI全体として判定した結果,性別による有効性の差はなかったと報告している。しかし,この報告はプライマリーケアの内科医による試験であり厳密な効果判定ではないこと,抗うつ薬がSSRI全体として評価されていること等に問題が残されている。

筆者らは,fluvoxamine, paroxetineの性別による有効性の違いを検討したが,fluvoxamine, paroxetineは性別によ

る差を見いだせなかった[12)~15)]（**図4-2**）。一方，Khan（2005）[8)]らは二重盲検試験15研究をメタ解析した結果，paroxetineを含んだSSRI全体として判定した場合女性うつ病患者に対しては男性うつ病患者よりも有効性が高いと報告している。

このように，paroxetineとfluvoxamineの性別による効果の違いは前述のsertraline，fluoxetine，citalopramと比較して，まだ明らかであるとはいえない。

B セロトニン・ノルアドレナリン再取り込み阻害薬（SNRI）

1．Milnacipran

Sertraline，fluvoxamine，paroxetine，maprotilineとmilnacipranを比較した筆者らの研究では，男性うつ病患者群，女性うつ病患者群それぞれの中ではmilnacipranの有意差を見いだすことはできなかったが[15)]（**図4-1**），milnacipran投与群でみると，統計学上は男性うつ病患者に有効性が高い傾向（$P < 0.1$）が見いだせた（**図4-2**）[12) 15)]。

2．Venlafaxine, Duloxetine

Venlafaxine，duloxetineともに我が国において臨床試験は行われているが，2009年3月現在まだ導入されていない。Thase（2005）[20)]らは，二重盲検試験8研究をメタ解析し，venlafaxineとSSRI（fluoxetine，paroxetine，fluvoxamine）

を比較している。これによると，venlafaxine は男性 41 〜 45%対女性 44 〜 48%と共に有効性は同等であった。また，Kornstein（2006）[10]らは，duloxetine について二重盲検試験 7 研究 896 例のメタ解析で男女の有効性の差を解析したが性差はなかったと報告している（P=0.894）。

C 選択的ノルアドレナリン再取り込み阻害薬

1．Maprotiline

ノルアドレナリン再取り込み阻害作用の強い代表的な抗うつ薬であり日本では早くから使われている。この maprotiline について筆者らの研究では maprotiline は男女共に高い有効性があるが，男女間で差があるものではなかった（図 4-2）。しかし，女性のうつ病患者群では fluvoxamine, paroxetine, milnacipran に比較して有意に高い有効性を示した（P=0.0013）（図 4-1）。

2．Reboxetine

2009 年 3 月現在日本には導入されていない。Reboxetine の性差に関する報告は citalopram の項目でも述べたが Berlanga（2006）[2]らの報告があるのみで，citalopram と比較して男性では同等，女性では citalopram よりも有効性は低いという報告があるのみである。

D モノアミンオキシダーゼ阻害薬(MAO阻害薬)

MAO阻害薬は,重篤な肝機能障害の出現等のため抗うつ薬として用いられることは日本ではほとんどないが性差に関する報告はかなり古くからある。Raskin(1974)[19]らはMAO阻害薬のphenelzine 45mg/日が女性うつ病患者の40歳未満に40歳以上より有効である傾向があると報告している。Quitkin(2002)[18]らは,1746例のうつ病患者に対する薬物療法でphenelzine, tranylcypromine, L-deprenylの3種類のMAO阻害薬の効果は,50歳未満の女性に対して男性よりも有効であると結論し,50歳以上になると男女の有効性は同じになると報告している。

E 三環系抗うつ薬(TCA)

1996年にHamilton[4]は35報のうつ病研究をメタ解析しimipramineは男性より明らかに女性に有効率が高い($P < 0.001$)と報告した。しかし,Quitkin(2002)[18]らの解析では,imipramineとdesipramineの合計としてのTCAの効果は男性も女性も同等であるとの結果であった。さらにHildebrandt(2003)[5]らの解析でもclomipramineは男女共に有効性は同等であるとの結果であった。またWohlfarth(2004)[21]らの二重盲検試験30研究,計3886例のメタ解析

では imipramine と amitriptyline の合計としての TCA の効果は男女同等であったと結論されている。ただ,前述したが nortriptyline は fluoxetine との比較で 40 歳以上の男性には有効性が上回った報告がある[7]。Imipramine は sertraline との比較では男性に有意に有効であったとの報告がある[9]。

F ノルアドレナリン・ドーパミン再取り込み阻害薬

日本ではなじみはないが新しい作用メカニズムの抗うつ薬で,代表的な薬物に bupropion がある。Bupropion の性差については Papakostus(2007)[16] らが 2122 例にわたるメタ解析を行っているが,男女共に SSRI との有効性の差はなかったと報告されている。

G まとめ

これまで述べてきたことを簡潔にまとめると,SSRI の sertraline, fluoxetine, citalopram は特に閉経前の 40 ～ 50 歳未満の女性に用いれば有効性が高く期待できそうである。日本で使用するとすれば sertraline ということになる。しかし,SSRI でも paroxetine や fluvoxamine は性差は今ひとつ明らかではない。対して男性には SNRI の milnacipran が有効である可能性がある。三環系抗うつ薬の中でもノルアドレナリン再取り込み阻害作用の強い nortriptyline も男性,

表 4-2 性別による抗うつ薬の選び方

男 性	女 性 (特に閉経前)
milnacipran	sertraline
nortriptyline	maprotiline
	[fluoxetine]
	[citalopram]
	[MAO 阻害薬]

[] は我が国にはなし

特に中高年者に良さそうである。セロトニン系の抗うつ薬は女性に,ノルアドレナリン系の抗うつ薬は男性にという区別が出来そうであるが,ノルアドレナリン再取り込み阻害作用の強い maprotiline は女性群で有効に作用していたことを考えると簡単には結論づけることは出来ない。また,MAO 阻害薬も安全なものが導入されれば女性への選択肢が広がる可能性がある。従来の TCA の多くは性別は選択の基準にならないと考える方が妥当と思われるが,先に述べた nortriptyline は男性優位と考えても良さそうである。**表 4-2** に性別による抗うつ薬の選び方をまとめたものを示す。性別によって抗うつ薬の効果に差が生じる作用機序の明確な説明は明らかではないが生化学的に興味ある報告は見られ始めている。2007 年ウィーンにおいて開催されたヨーロッパ精神神経薬理学会で,スウェーデンの Jovanovic[6] らはうつ

病患者の女性は男性に比べてセロトニントランスポーターの低下が顕著であり，さらに健常女性は男性よりセロトニン合成が52％多くセロトニン受容体も多いことが報告され，セロトニン系の不均衡が女性うつ病に関与することを示唆している。これらのことが女性にセロトニン系抗うつ薬が有益である結果につながるのかもしれない。

参考文献

1) Baca E, Garca-Garcia M, Porras-Chavarion A. Gender differences in treatment response to sertraline versus imipramine in patients with nonmelancholic depressive disorders. Prog Neuropsychopharmacol Biol Psychiatry, 2004; 28: 57-65.
2) Berlanga C, Flores-Ramos M. Different gender response to serotonergic and noradrenergic antidepressants. A comparative study of the efficacy of citalopram and reboxetine. J Affect Disord, 2006; 95 (1-3): 119-123.
3) Grigoriadis S, Kennedy SH, Bagby RM. A comparison of antidepressant response in younger and older women. J Clin Psychopharmacol, 2003; 23: 405-407.
4) Hamilton JA, Grant M,Jensvold MF. Sex, gender, and hormones. In: Psychopharmacology and Women. Jensovold MF, Halbreich U, Hamilton JA. (eds.), American Psychiatric Press, Washingto DC, p241-257, 1996.
5) Hildebrandt MG, Steyerberg EW, Stage KB, et al. Are gender differences important for the clinical effects of antidepressants? Am J Psychiatry, 2003; 160: 1643-1650.
6) Jovanovic H, Lundberg J, Karlsson P, et al. Gender differences in the 5-HT1A receptor and serotonin transporter in the human brain: a PET study. Eur Neuropsychopharmacol 2007; 17 (suppl 4): S186.
7) Joyce PR, Mulder RT, Luty SE, et al. A differential response to nortriptyline and fluoxetine in melancholic depression: the importance of age and gender. Acta Psychiatr Scand, 2003; 108: 20-23.
8) Khan A, Brodhead AE, Schwartz KA, et al. Sex differences in antidepressant response in recent antidepressant clinical trials. J Clin Psychopharmacol, 2005; 25: 318-324.
9) Kornstein SG, Schatzberg AF, Thase ME, et al. Gender differences in treatment response to sertraline versus

imipramine in chronic depression. Am J Psychiatry, 2000; 157: 1445-1452.
10) Kornstein SG, Wohlreich MM, Mallinckrodt CH, et al. Duloxetine efficacy for major depressive disorder in male vs. female patients: data from 7 randomized, double-blind, placebo-controlled trials. J Clin Psychiatry, 2006; 67: 761-770.
11) Martenyi F, Dossenbach M, Mraz K, et al. Gender differences in the efficacy of fluoxetine and maprotiline in depressed patients: a double-blind trial of antidepressants with serotonergic or nonepinephrinergic reuptake inhibition profile. Eur Neuropsychopharmacol, 2001; 11: 227-232.
12) Morishita S, Arita S. Differential effects of milnacipran, fluvoxamine and paroxetine for depression, especially in gender. Eur Psychiatry, 2003; 18: 418-420.
13) Morishita S, Arita S. Possible predictors of response to fluvoxamine for depression. Hum Psychopharmacol Clin Exp, 2003; 18: 197-200.
14) Morishita S, Arita S. Possible predictors of response to paroxetine for depression. Int Med J, 2005; 12: 271-273.
15) Morishita S, Kinoshita T, Arita S. Gender differences in a response to antidepressants. Major Depression in Women. (eds), Nova Science Publisher, NY, 2008.
16) Papakostas GI, Kornstein SG, Clayton AH, et al. Relative antidepressant efficacy of bupropion and the selective serotonin reuptake inhibitors in major depressive disorder: gender-age interactions. Int Clin Psychopharmacol, 2007; 22: 226-229.
17) Pinto-Meza A, Usall J, Berrano-Blanco A, et al. Gender differences in response to antidepressant treatment prescribed in primary care. Does menopause make a differences? J Affect Disord, 2006; 93: 53-60.
18) Quitkin FM, Stewart JW, McGrath PJ, et al. Are there differences between women's and men's antidepressant response? Am J Psychiatry, 2002; 159: 1848-1854.
19) Raskin A. Age-sex differences in response to antidepressant drugs. J Nerv Ment Dis, 1974; 159: 120-130.
20) Thase ME, Entsuah R, Cantillon M, et al. Relative

antidepressant efficacy of venlafaxine and SSRIs: sex-age interactions. J Womens Health, 2005; 14: 609-616.
21) Wohlfarth T, Storosum JG, Elferink AJA, et al. Respose to tricyclic antidepressants: independent of gender? Am J Psychiatry, 2004; 161: 370-372.

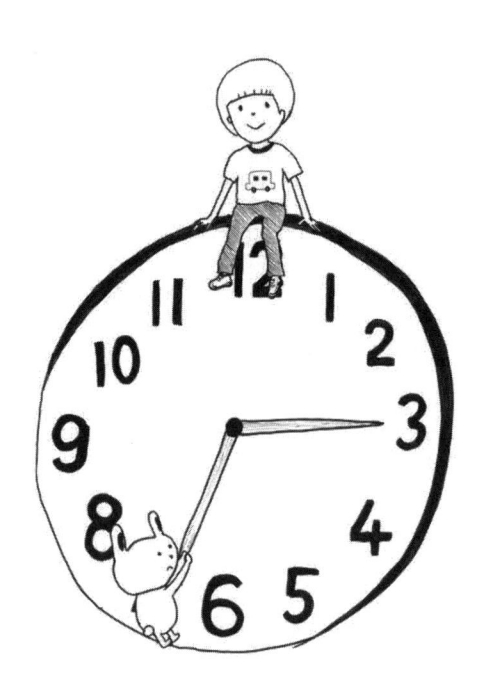

第5章

年齢による抗うつ薬の選び方

　クレペリン[27]は強迫観念や被害観念や奇抜な妄想のあるうつ病は30歳以下に多く見られ，重い不安状態を伴ううつ病は比較的年齢の高い患者に多いことを示している。双極性の障害は明らかに年齢が高くなるにつれて減少し，50歳を超えると単極型うつ病が最も多いとしている。自殺傾向も若年層は感情的加害の影響をうまく片付けてしまう能力を持つため少なく，年齢を重ねて豊かに発達した意識を持つ中高年者では暗い気分の余韻はそう容易には拭い去れないこともあり，自殺の傾向は高くなると考察している。このようにうつ病の臨床像の色彩は年齢によっていろいろ違った影響を受けることは古くから知られている。また，抗うつ薬に対する反応も老年期のうつ病は脳の器質性変化（脳梗塞や脳萎縮など）を伴っていることが多く，30歳代・40歳代のうつ病のように抗うつ薬の反応が良くない場合もある。このように年齢はうつ病の経過観察や治療において十分考慮されな

ければならない重要な臨床要因である。年齢による抗うつ薬の反応も従来差はないと考えられてきたが，近年選択的セロトニン再取り込み阻害薬（SSRI）やセロトニン・ノルアドレナリン再取り込み阻害薬（SNRI）の登場によって年齢別の有効性の差が報告されるようになってきた。年齢による抗うつ薬の選び方を考えることは重要であり，この章では年齢によって差のある抗うつ薬について述べる。

A 成熟期（青年期・壮年期）の抗うつ薬の選び方

小児期から青年期，さらに壮年期といった10歳前後〜60歳頃までのうつ病に対する各種抗うつ薬の効果の代表的な報告を**表5-1**に示す。

年齢による抗うつ薬の有効性の差の報告は，三環系抗うつ薬やMAO阻害薬が主体の時代は少なく，1974年にRaskin[29]らがMAO阻害薬のphenelzine 45mg/日投与を女性の40歳未満のうつ病患者と女性の40歳以上のうつ病患者で比較しているものと，1983年にBrown[5]らが三環系抗うつ薬のimipramine, amitriptyline, desipramineの3種類の抗うつ薬をまとめて50歳以上のうつ病患者24例と50歳未満のうつ病患者16例に対する有効性を検討しているものがある。それらによるとMAO阻害薬のphenelzineは女性40歳未満の方が女性40歳以上よりも有効性が高い傾向があると報告され，三環系抗うつ薬群も平均230mg/日投与で，ハ

ミルトンうつ病評価尺度（HAM-D）スコアーの改善者数による比較で50歳未満有効率95%対50歳以上有効率67%（P＜0.05）で50歳未満の年齢に有効であると報告されている。しかし，その他のMAO阻害薬や三環系抗うつ薬での比較等の報告は見られず年齢による抗うつ薬の選択に注意はあまり払われてこなかった。1990年代に欧米を中心にSSRIが登場しさかんにうつ病治療に使用されるようになり，SSRIと従来の三環系抗うつ薬との比較やSSRIどうしでの年齢に対する有効性の比較報告が多くなる。

Sertralineについて Kornstein（2000）[17]らは女性患者400例の慢性単極性うつ病に対してSSRIのsertraline（50～200mg/日）と三環系抗うつ薬のimipramine（50～300mg/日）を無作為二重盲検法で比較したところ，40歳以上ではsertralineとimipramineには有効性に差はなかったが閉経前の40歳未満ではsertraline有効率61%（79/129例）に対してimipramine有効率は40%（26/65例）でsertralineが有意に有効であったと報告している（P=0.005）。またWilliams（2007）[34]らは糖尿病を合併したうつ病患者152例（55歳未満85例，55歳以上67例）に対してsertralineで加療し，改善までの期間と改善後の再発率を観察したところ55歳未満は改善までの期間（P=0.03）と改善後の再発率（P=0.003）が55歳以上に比べて有意に優れていたと報告している。

表5-1 若年期・成熟期における抗うつ薬の効果

著　者	結　果
Raskin (1974) [29]	phenelzine： Female；～39歳＞40歳～
Brown (1983) [5]	imipramine, desipramine, amitriptyline：～49歳＞50歳～
Strober (1999) [31]	平均15.7歳： fluoxetine ＞ imipramine
Kornstein (2000) [17]	Female ～39歳： sertraline ＞ imipramine
Keller (2001) [16]	12～18歳： paroxetine ＞ imipramine
Martenyi (2001) [19]	Female ～43歳： fluoxetine ＞ maprotiline
Grigoriadis (2003) [12]	SSRI：Female ～44歳＞45歳～
Joyce (2003) [15]	Female 18～24歳： fluoxetine ＞ nortriptyline
Morishita (2003) [20]	fluvoxamine：～49歳＞50歳～

Fluoxetineについて，Martenyi (2001) [19] らは女性うつ病患者61例（44歳未満29例，44歳以上32例）に対してSSRIのfluoxetine (20mg/日) と四環系抗うつ薬のmaprotiline (100～200mg/日) を二重盲検法でHAM-Dスコアーの改善を比較したところ，44歳未満の女性では

表 5-1 （続き）

著　者	結　果
Mulder（2003）[24]	18 〜 24 歳： fluoxetine ＞ desipramine
Zanardi（2003）[36]	fluvoxamine：〜 59 歳＞ 60 歳〜
Waechter（2003）[33]	paroxetine：〜 18 歳には禁忌
FDA（2003）[9]	paroxetine：〜青年期には禁忌
Morishita（2004）[22]	〜 49 歳：fluvoxamine ＞ paroxetine, milnacipran
Thase（2005）[32]	SSRI： Female；〜 49 歳＞ 50 歳〜
Berlanga（2006）[1]	Male 18 〜 40 歳： citalopram ＞ reboxetine
Naito（2007）[25]	fluvoxamine： Female；〜 44 歳＞ 45 歳〜
Williams（2007）[34]	sertraline：〜 54 歳＞ 55 歳〜

fluoxetine が maprotiline よりも有意に改善したと報告し（P=0.023），44 歳以上の女性では fluoxetine と maprotiline の改善に差はなかったと報告している。Joyce（2003）[15] らは，18 〜 24 歳のうつ病患者 37 例に対して fluoxetine（平均 27mg/ 日）と三環系抗うつ薬の nortriptyline（平均 100mg/ 日）の有効性を比較したところ，fluoxetine 67%（10/15 例）

対 nortriptyline 32%（7/22例）で有意に fluoxetine が改善したと報告している（P=0.041）。さらに Mulder（2003）[24] らは，18～24歳のうつ病患者にセロトニン再取り込み阻害系として SSRI の fluoxetine（平均27mg/日）と三環系抗うつ薬の clomipramine（平均145mg/日）とノルアドレナリン再取り込み阻害系として三環系抗うつ薬の desipramine（平均200mg/日）と nortriptyline（平均100mg/日）の二群の有効性を改善者数で比較し，セロトニン系72％対ノルアドレナリン系38％と有意に fluoxetine と clomipramine のセロトニン系が優れていたと報告している（P＜0.05）。

Citalopram について Berlanga（2006）[1] らは18～40歳の女性うつ病患者48例に対して，SSRI である citalopram（20mg/日）と選択的ノルアドレナリン再取り込み阻害薬である reboxetine（4mg/日）の有効性を HAM-D のスコアー改善率で比較したところ，citalopram 80％対 reboxetine 56％と citalopram が有意に改善していたと報告している（P=0.029）。しかし，18～40歳の同年齢層の男性では差は見いだせなかったとしている。

Paroxetine について Grigoriadis（2003）[12] らは女性うつ病患者に対して，44歳未満では paroxetine を含めた SSRI 群は明らかに SNRI である venlafaxine よりも有効率は高く（P＜0.03），さらに女性44歳未満の paroxetine を含めた

SSRIの有効率は女性44歳以上よりも高かったと報告している（P＜0.02）。またThase（2005）[32]らはうつ病女性50歳未満の方がうつ病女性50歳以上よりparoxetineを含めたSSRI群の有効率が高い傾向があると報告している。

　我が国で最初のSSRIであるfluvoxamineについて筆者らは[20]，うつ病患者72例についてfluvoxamineの有効性を予測させる臨床因子を多変量解析によって検討した結果，50歳未満の年齢層は50歳以上の年齢層よりもfluvoxamineの効果が高いことを報告した（P=0.0003）。同様にZanardi（2003）[36]らも，528例のうつ病患者をfluvoxamineで治療した結果，60歳未満は60歳以上よりも明らかにHAM-Dスコアーの改善率が高かったと報告している（P=0.01）。Naito（2007）[25]らは，125例のうつ病患者をfluvoxamine（66例）とmilnacipran（59例）で治療した結果，44歳未満の女性ではfluvoxamineのHAM-D改善が時間経過をおって明らかに45歳以上よりも良かったと報告している。さらに筆者らは[22]，うつ病患者159例をSSRIであるfluvoxamine（42例），paroxetine（62例），SNRIであるmilnacipran（55例）で治療し年齢による改善者数を比較した。その結果**図5-1**に示すように，50歳未満ではfluvoxamine 94.1%対paroxetine 62.2%対milnacipran 73.3%で明らかにfluvoxamineの有効率が高いことを見いだした。

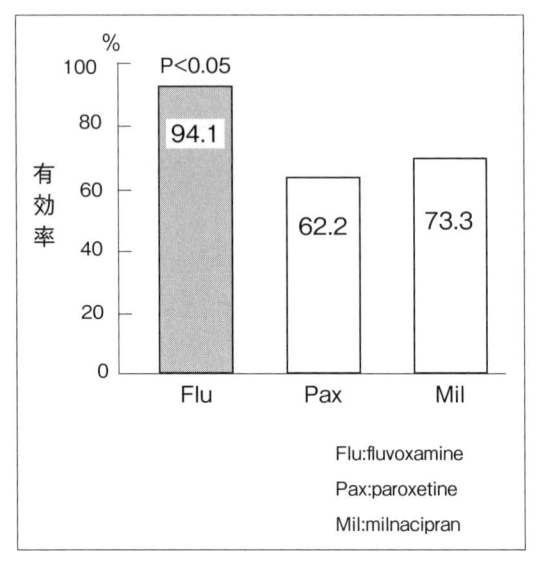

図 5-1　50歳未満のうつ病に対するSSRIとSNRIの有効率比較（第5章文献22より改変）

　以上述べてきたように老年期にいたる前の成熟期以下の年齢層のうつ病ではSSRIである sertraline, fluoxetine, paroxetine, citalopram, fluvoxamine が三環系抗うつ薬，四環系抗うつ薬，SNRIよりも有効性が高いことが伺え，特に女性では閉経前の年齢層に対してSSRIが他の種類の抗うつ薬よりも有効である可能性が高い。日本では fluvoxamine, paroxetine, sertraline が使用できる。その中で筆者らは fluvoxamine が有益と考えている。

B 若年期(小児期・思春期)の抗うつ薬の選び方

　小児期から思春期にかけての子供の15%は何らかのうつ状態を持つといわれ,9〜17歳の年齢では5%程度がうつ病を発症する危険性があるとさえいわれている。小児のうつ病は発育,精神発達,社会適応な悪影響をおよぼす可能性が高い。7歳未満の小児は内的体験を言葉で表現することはたぶん無理と考えられ,うつ病としての症状は痛みとか身体の変調として表現され診断は困難であることが多い。子供のうつ病の70%は適切に診断がされておらず未治療との報告もある[2]。さらに子供のうつ病の治療法は成人ほど確立されておらず,軽度のうつ病は認知療法が有効と報告されているが抗うつ薬が必要である場面も多いと思われる。

　Strober(1999)[31]らは,平均年齢15.7歳の単極型うつ病52例をfluoxetine(平均37.2mg/日)で6週間治療した結果を他の28施設で施行したimipramine(平均217mg/日)投与群と比較した。HAM-Dスコアー改善率はfluoxetine 54.3%対imipramine 41.4%で明らかにfluoxetineが有効であったと報告している($P < 0.003$)。Keller(2001)[16]らは,12〜18歳のうつ病患者275人をparoxetine(20〜40mg/日),imipramine(200〜300mg/日),プラセボで治療し8週後に有効性を評価した結果paroxetineはimipramine,プラセボより効果は優れていたと報告している。やはりSSRI

が成熟期と同様,有効である印象がある。ところが2003年にWaechter[33)]が,英国において18歳以下のparoxetineが投与された738例の調査の結果,自殺の完遂にいたるものはいなかったがプラセボと比較して自殺念慮と自殺行為の発生が3.4%対1.2%であったことをUnited Kingdom Medicine and Healthcare Products Regulatory Agency（MHRA）が公表したことを基にBritish Medical Journalに18歳以下にはparoxetineは使用すべきでないことを発表した。これを受けて,同年米国のUS Food and Drug Administration（FDA）もparoxetineにより小児に自殺念慮が発生するとして,小児のうつ病にparoxetineを使用しないよう勧告した[9)]。これに呼応するように日本でも一時paroxetineは18歳未満のうつ病には禁忌となったが,現在は18歳未満には慎重に投与すべきであるとニュアンスは低下している。Paroxetineによる自殺念慮発生のメカニズムはいっさい明らかではないが,Hindmarch（1994）[14)]は各種抗うつ薬を投与することによって精神運動活性や認知機能に変化があることを見つけ,これをbehavioral toxicity（行動毒性）と呼んでいる。彼らは抗うつ薬を服用した人に高サイクルの光の点滅を識別させるフリッカーテストを施行した結果,sertraline, paroxetine等は服用後の方が明らかに高サイクルの点滅を識別できるようになり,fluoxetineやfluvoxamineの変化は少ないか無いことを示している。SSRIの一部には過覚醒の状態を造り出すものがあり,このことが自殺念慮の発生に関与

するのかもしれない。また，10歳代後半～20歳代前半は統合失調症の好発年齢でもあり，この時期のうつ状態は統合失調症の前駆症状の可能性がある。SSRI投与が統合失調症の自殺念慮を呼び起こしたのかもしれず診断にも注意を払うべきである。現在paroxetineに限らずSSRIは若年者うつ病に自殺念慮を発生させるかもしれないとの心配から慎重に投与するようにとの使用上の注意がされている。筆者らの感想では一時期のparoxetine禁忌騒動はややヒステリックに騒ぎすぎているように思えるが，確かに一応注意は払うべきであるとは思う。しかし，薬物の使用を禁止したり許可したり右往左往を繰り返すだけでなく，合理的な理由と対応を落ち着いて考え探してゆく姿勢も必要であると感じた。

Cheung（2006）[8]らは，7～18歳の若年期のうつ病に対しての総説の中で安全性と有用性の報告で最も多いのはfluoxetineであるとして，薬物を使用するとすればSSRIであるfluoxetineを5～10mg/日の少量から開始して2週間ごとに経過を観察しながら用量をあげてゆくような慎重な進め方を推奨している。我が国ではfluoxetineは使用できないが同じフッ素（F）を構造式内に持ち（**図5-2**）同じ代謝や薬物動態を持つと考えられ，さらに行動毒性もないfluvoxamineを選択するのが今のところ適当であると思われる。

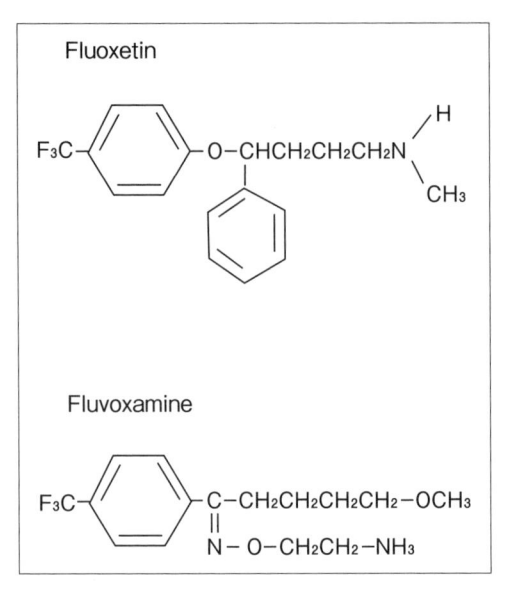

図5-2 Fluoxetine と fluvoxamine の化学構造式

C 老年期の抗うつ薬の選び方

　老年期のうつ病に対する各種抗うつ薬の効果の代表的な報告を**表5-2**に示す。老年期に対する抗うつ薬の有効性の比較も SSRI が登場して多く見られるようになった。Navarro（2001）[26]らは，三環系抗うつ薬の nortriptyline と SSRI の citalopram を 60 歳以上のうつ病患者 58 例に投与して有効性を比較したところ，有効性は nortriptyline が明らかに高かったことを報告した。Parker（2002）[28]は，三環系抗うつ薬

で治療したうつ病患者 200 例と SSRI で治療したうつ病患者 219 例を比較した結果,46 〜 60 歳の年齢での有効率は三環系抗うつ薬 44%対 SSRI 21%と明らかに三環系抗うつ薬が高いことを報告している。さらに Joyce(2003)[15] らも,40 歳以上のうつ病男性では nortriptyline(平均 100mg/ 日)投与と fluoxetine(平均 27mg/ 日)投与を Montgomery Åsberg Depression Rating Scale(MADRS)の改善度で有効者数を比較して nortriptyline 67%対 fluoxetine 38%と nortriptyline が高いことを報告している。このように年齢が高くなると SSRI よりもノルアドレナリン再取り込み阻害作用を有する三環系抗うつ薬の有効性が高いと考えられる。ところが Bondraeff(2000)[4] らや Muijsers(2002)[23] らは,三環系抗うつ薬を老年期に使用すると頻脈,口渇,下痢,便秘,不眠,吐気などの副作用の出現が多くなり,さらに認知機能や記憶に悪影響をおよぼすことが SSRI より多く一般的な quality of life(生活の質)まで考えると SSRI の方が有益であると述べ SSRI を推奨している。

筆者らは三環系抗うつ薬と同じノルアドレナリン再取り込み阻害作用とセロトニン再取り込み阻害作用の両方の作用を持ち副作用は三環系抗うつ薬よりも少ない SNRI の milnacipran の有効性を年齢によって比較してみた。40 歳以上と 40 歳未満では,milnacipran は 40 歳以上に有効性が高く($P < 0.05$)[21],さらに SNRI の milnacipran と SSRI

表5-2 老年期における抗うつ薬の効果

著　者	結　果
Georgotas（1989）[11]	老年期： phenelzine > nortriptyline
Schweizer（1998）[30]	65歳〜： imipramine > buspirone
Finkel（1999）[10]	70歳〜： sertraline > nortriptyline
Bondareff（2000）[4]	60歳〜： nortriptyline= sertraline
Navarro（2001）[26]	60歳〜： nortriptyline > citalopram
Muijsers（2002）[23]	60歳〜：TCA=SSRI
Parker（2002）[28]	46歳〜：TCA > SSRI

のfluvoxamine, paroxetineを50歳以上のうつ病患者75例に投与して有効者数を比較したところ，milnacipran 80%, fluvoxamine 52%, paroxetine 64%とmilnacipranの有効率が高い傾向（P=0.11）にあったことを見いだした[22]（**図5-3**）。そして副作用も差はなかった。Milnaciprameと同じSSRIのduloxetineについて，Burt（2005）[6]らは，女性うつ病患者117例を対象にして年齢による有効性を検討し40〜55歳は40歳未満よりduloxetineの有効性が高いと報告している。

表5-2 (続き)

著 者	結 果
Joyce (2003) [15]	Male 40歳～： nortriptyline ＞ fluoxetine
Morishita (2003) [21]	milnacipran： ～39歳＜40歳～
Morishita (2004) [22]	50歳 ～：milnacipran ＞ fluvoxamine, paroxetine
Burt (2005) [6]	duloxetine：Female ～39歳 ＜40～55歳
Thase (2005) [32]	Female 50歳～： venlafaxine ＞ SSRI
Wongpakaran (2007) [35]	70～75歳：nonSSRI ＞ SSRI

Thase (2005) [32] らは，SNRI の venlafaxine と SSRI の fluoxetine, paroxetine, fluvoxamine を50歳以上の女性うつ病患者で有効性を比較したところ，venlafaxine 48%対 SSRI 全体28% (P=0.0005) と明らかに venlafaxine の有効性が高いことを報告している。また，Wongpakaran (2007) [35] らは384例のうつ病患者に SSRI 治療 (160例) と SSRI 以外での治療 (224例) を比較して，70～75歳の老年期では，SSRI を使用した群では無気力の改善が明らかに低かったと報告して，老年期への SSRI の有効性は限界があると述べている。

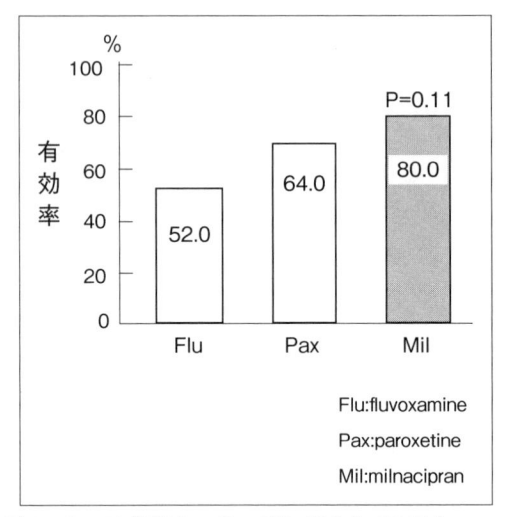

図 5-3　50 歳以上のうつ病に対する SSRI と SNRI の有効率比較（第 5 章文献 22 より改変）

　以上まで述べてきたことを総括すると，老年期のうつ病にはノルアドレナリン再取り込み阻害作用のある三環系抗うつ薬や SNRI が SSRI よりも有効である。我が国で使用可能な SNRI は 2009 年 3 月現在 milnacipran であり，老年期のうつ病に対する選択が勧められると考える。

D　年齢の区分について

　若年期・成熟期・老年期と抗うつ薬の選び方を述べてきたが若年期と成熟期の年齢的境は各報告によりまちまちで 18

〜24歳と幅がある。さらに成熟期と老年期の境も40〜70歳と幅がある。発達と老化には個人差がありそれぞれの年代を明確に区別することは現実的には難しい。臨床の場面では，各臨床医がある程度大まかに判断するしかないと思われる。老年期について何歳から定義するかには様々な意見があるがHamilton（1986）[13]は，うつ病に関しては50歳頃を境にしてうつ病の性質が興味の幅・変化に対する適応・社会性・道徳性への執着などの面で変化してくると指摘し，50歳という年齢が重要な分岐点であることを推測している。筆者らは，年齢に対する抗うつ薬の効果を観察する際どこの年齢が境界になるか30歳，40歳，50歳，60歳，70歳と解析してみた結果，50歳から差が出ることを見いだし50歳以上をうつ病では老年期と考えた。老年医学では50歳は若い年齢に入るが，うつ病を考える場合大まかに50歳を老年期の境にしても良いと考える。女性の場合は閉経がうつ病における老年期の境になるとも考えられ，個人によって境界を変えて柔軟に考えることが大切である。若年期と成熟期の間にはこれといった原則があるわけではなく大まかに20歳と考えるにとどまる。

E まとめ

年齢により抗うつ薬の有効性になぜ差が生じるかはいまだ不明確である。Bylund（2007）[7]らは，セロトニン神経・

ノルアドレナリン神経の成熟,受容体数と機能,脳下垂体機能の成熟などが若い世代と成熟した世代,また老化してゆく世代とでは違いがあることを報告し,ノルアドレナリン神経や受容体の未成熟な若い世代では三環系抗うつ薬やSNRIが効きにくく,これらの神経や受容体が成熟した大人は有効であるのではないかと説明している。このように生体側の変化が抗うつ薬の有効性に影響を与えるのではないかと思われるが,本態は今後の研究に待たれるところである。いずれにせよ年齢によって抗うつ薬の有効性の差は確かにあるようであり,抗うつ薬を選び分けることは重要である。若年期にはfluvoxamineを少量から,成熟期にもfluvoxamineを,老年期はmilnacipranを選択することが有益であると推察する。

参考文献

1) Berlanga C, Flores-Ramos M. Different gender response to serotonergic and noradrenergic antidepressants. A comparative study of the efficacy of citalopram and reboxetine. J Affect Disord, 2006; 95: 119-123.
2) Bhatia SK, Bhatia SB. Childhood and adolescent depression. Am Fam Physician, 2007; 75: 73-80.
3) Bolo NR, Hude Y, Macher JP. Long-term sequestration of fluoride compounds in tissues after fluvoxamine or fluoxetine treatment: a fluorine magnetic resonance spectroscopy study in vivo. MAGMA, 2004; 16: 268-176.
4) Bondareff W, Alpert M, Friedhoff AJ, et al. Comparison of sertraline and nortriptyline in the treatment of major depressive disorder in late life. Am J Psychiatry, 2000; 157: 729-736.
5) Brown RP, Sweeney J, Frances A, et al. Age as a predictor of treatment response in endogenous depression. J Clin Psychopharmacol, 1983; 3: 176-178.
6) Burt VK, Wohlreich MM, Mallinckrodt CH, et al. Duloxetine for the treatment of major depressive disorder in women ages 40 to 55 years. Psychosomatics, 2005; 46: 345-354.
7) Bylund DB, Reed AL. Childfood and adolescent depression: why do children and adults respond differently to antidepressant drugs? Neurochem Int, 2007; 51: 246-253.
8) Cheung AH, Emslie GJ, Mayes TL. The use of antidepressants to treat depression in children and adolescents. CMAJ, 2006; 174: 193-200.
9) FDA. Concerns about Paxil for children. FDA Consum, 2003; 37: 4.
10) Finkel SI, Richter EM, Clary CM. Comparative efficacy and safety of sertraline versus nortriptyline in major depression in patients 70 and older. Int Psychogeriatr, 1999; 11: 85-99.
11) Georgotas A, McCue RE, Cooper TB. A placebo-controlled

comparison of nortriptyline and phenelzine in maintenance therapy of elderly depressed patients. Arch Gen Psychiatry, 1989; 46: 783-786.
12) Grigoriadis S, Kennedy SH, Bagby RM. A comparison of antidepressant response in younger and older women. J Clin Psychopharmacol, 2003; 23: 405-407.
13) Hamilton M. Depression in the fifties. Gerontology, 1986; 32 (supll 1) : 14-16.
14) Hindmarch I. Instrumental assessment of psychomotor functions and the effects of psychotropic drugs. Acta Psychiatr Scand, 1994; 89 (suppl 380) : 49-52.
15) Joyce PR, Mulder RT, Luty SE, et al. A differential response to nortriptyline and fluoxetine in melancholic depression: the importance of age and gender. Acta Psychiatr Scand, 2003; 108: 20-23.
16) Keller MB, Ryan ND, Strober M, et al. Efficacy of paroxetine in the treatment of adolescent major depression: a randomized, control trial. J Am Acad Child Adolesc Psychiatry, 2001; 40: 762-772.
17) Kornstein SG, Schatzberg AF, Thase ME, et al. Gender differences in treatment response to sertraline versus imipramine in chronic depression. Am J Psychiatry, 2000; 157: 1445-1452.
18) Lam YW, Alfaro CL, Ereshefsky L, et al. Pharmacokinetic and pharmacodynamic interactions of oral midazolam with ketoconazole, fluoxetine, fluvoxamine, and nefazodone. J Clin Pharmacol, 2003; 43: 1274-1282.
19) Martenyi F, Dossenbach M, Mrazk K, et al. Gender differences in the efficacy of fluoxetine and maprotiline in depressed patients: a double-blind trial of antidepressants with serotonergic or norepinephrinergic reuptake inhibiton profile. Eur Neuropsychopharmacol, 2001; 11: 227-232.
20) Morishita S, Arita S. Possible predictors of response to fluvoxamine for depression. Hym Psychopharmacol Clin Exp, 2003; 18: 197-200.
21) Morishita S, Arita S. The clinical use of milnacipran for

depression. Eur Psychiatry, 2003; 18: 34-35.
22) Morishita S, Arita S. Differential effects of fluvoxamine, paroxetine and milnacipran for depression, especially with regard to age. Hum Psychopharmacol Clin Exp, 2004; 19: 405-408.
23) Muijsers RB, Plosker GL, Noble S. Sertraline: a review of its use in the management of major depressive disorder in elderly patients. Druga Aging, 2002; 19: 377-392.
24) Mulder RT, Watkins WG, Joyce PR, et al. Age may affect response to antidepressants with serotonergic and noradrenergic actions. J Affect Disord, 2003; 76: 143-149.
25) Naito S, Sato K, Yoshida K, et al. Gender differences in the clinical effects of fluvoxamine and milnacipran in Japanese major depressive patients. Psychiatry Clin Neurosci, 2007; 61: 421-427.
26) Navarro V, Gasto C, Torres X, et al. Citalopram versus nortriptyline in late-life depression : a 12-week randomized single-blind study. Acta Psychiatr Scand, 2001; 103: 435-440.
27) 西丸四方, 西丸甫夫 (訳). クレペリン・躁うつ病とてんかん. みすず書房, 東京, 1986.
28) Parker G. Differential effectiveness of newer and older antidepressants appears mediated by an age effect on the phenotypic expression of depression. Acta Psychiatr Scand, 2002; 106: 168-170.
29) Raskin A. Age-sex differences in response to antidepressant drugs. J Nerv Ment Dis, 1974; 159: 120-130.
30) Schweizer E, Rickels K, Hassman H, et al. Buspirone and imipramine for the treatment of major depression in the elderly. J Clin Psychiatry, 1998; 59: 175-183.
31) Strober M, DeAntonio M, Schmidt-Lackner S, et al. The pharmacotherapy of depressive in adolescents: an open-label comparison of fluoxetine with imipramine treated historical controls. J Clin Psychiatry, 1999; 60: 164-169.
32) Thase ME, Entsuah R, Cantillon M, et al. Relative antidepressant efficacy of venlafaxine and SSRIs: sex-age interaction. J Womens Health, 2005; 14: 609-616.

33) Waechter F. Paroxetine must not be given to patients under 18. BMJ, 2003; 326: 1282.
34) Williams MM, Clouse RE, Nix BD, et al. Efficacy of sertraline in prevention of depression recurrence in older versus younger adults with diabetes. Diabetes Care, 2007; 30: 801-806.
35) Wongpakaran N, van Reekum R, Wongpakaran T, et al. Selective serotonin reuptake inhibitor use associates with apathy among depressed elderly: a case-control study. Ann Gen Psychiatry, 2007; 6: 7.
36) Zanardi R, Cusin C, Rossini D, et al. Comparison of response to fluvoxamine in nondemented elderly compared to younger patients affected by major depression. J Clin Psychopharmacol, 2003; 23: 535-539.

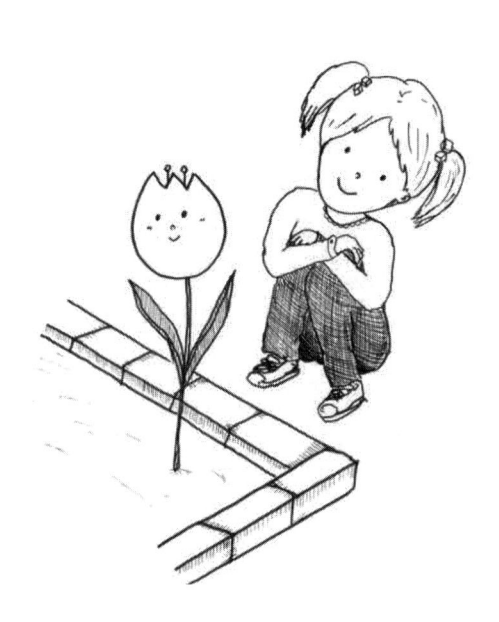

第6章

症状による抗うつ薬の選び方

A　キールホルツの分類と抗うつ薬の選び方

　精神症状による抗うつ薬の選び方の試みとして，キールホルツの分類が有名である。キールホルツは内因性うつ病を精神症状により，まず2つに分類することを提唱した。ひとつは苦悶感や焦燥不安感などの不穏で過敏性の症状を主とする焦燥型うつ病（agitated depression）と，もうひとつは悲哀感（メランコリー）や精神運動抑制などの抑圧性の症状を主とする抑制型うつ病（inhibited depression）である。焦燥型うつ病は抑制型うつ病に比べて自殺の傾向が強いと考え，この2種類の病型を区別することは自殺の予測に重要であるとキールホルツは述べている。さらに，抗うつ薬は気分を引き上げ悲哀感の調節をする作用ばかりでなく苦悶感や焦燥感を鎮静化させる作用を持つ。その強さが抗うつ薬によって違っており，精神症状により使い分けができるので病型の

```
                    ┌─────────┐
                    │ うつ病  │
                    └────┬────┘
                  ┌──────┴──①──┐
        ┌─────────┴───────┐ ┌───┴──────────────┐
        │ 抑制型うつ病    │ │ 焦燥型うつ病     │
        │(Inhibited depression)│ │(Agitated depression)│
        └─┬──────────┬────┘ └──────────────────┘
         ②          ③
  ┌──────┴────┐ ┌───┴──────────────────────────┐
  │ 悲哀型    │ │ 精神運動抑制型               │
  │(Sadness type)│ │(Psychomotor retardation type)│
  └───────────┘ └──────────────────────────────┘
```

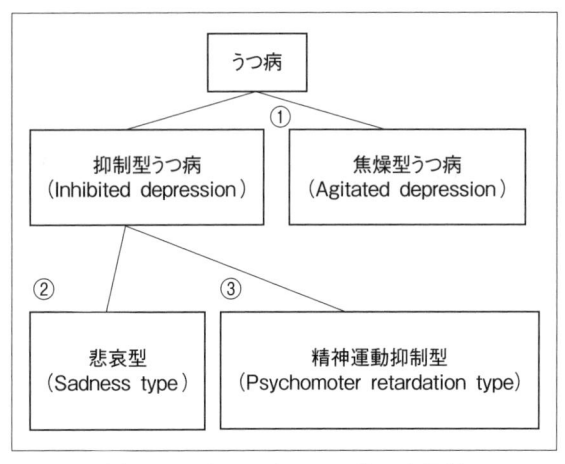

図6-1　キールホルツのうつ病分類

区別は重要であるとも述べている[4]。さらに病型分類をもう少し深めて，抑制型うつ病を悲哀感や抑うつ気分を中心とした悲哀型 (sadness type) と意欲低下を中心とした精神運動抑制型 (psychomotor retardation type) に分類し，焦燥型うつ病を含めて最終的に三型に分類した (**図 6-1**)[5]。この3つの病型分類のそれぞれに対して三環系抗うつ薬・四環型抗うつ薬・MAO阻害薬・抗精神病薬といった薬物の作用プロフィールを分類したものが有名なキールホルツの抗うつ薬作用スペクトラムの分類である (**図 6-2**)[5]。ただしこの分類の縦軸の activity の高さは特定の数値を表したものではなく，この薬物はこの作用が強いといった大まかな程度を示したものにすぎない。各病型に対する作用の強さは**図 6-2**か

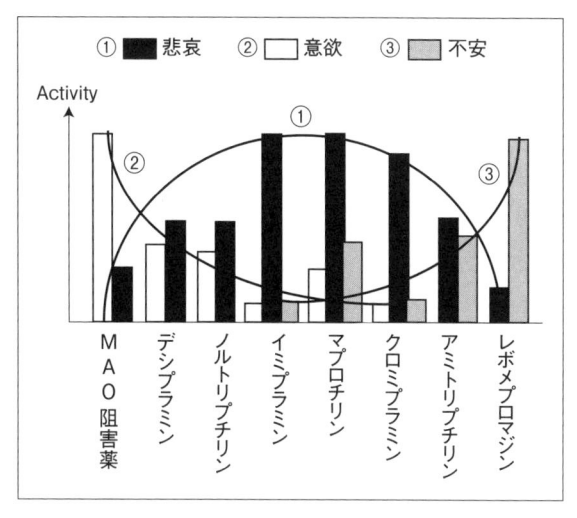

図6-2 キールホルツの抗うつ薬作用スペクトラム
(第6章文献5より改変)

らも読み取れるように，3つの曲線を描きそれぞれの作用の強さの頂点を曲線に合わせて分類したものである。曲線①は悲哀型に効果がありメランコリーを改善できる薬物となり，imipramine, clomipramine, maprotiline などが当てはまる。曲線②は精神運動抑制型に効果があるもので活動性が亢進するとされ，MAO阻害薬，desipramine, nortriptyline などが当てはまる。この分類の薬物は，焦燥型うつ病に投与すると不安が悪化し内的休養が取れず，自殺の危険が増すので禁忌であるとキールホルツは述べている。最後の曲線③は焦燥型うつ病に効果があるもので抗不安作用と鎮静作

用が強く，amitriptyline や抗精神病薬の levomepromazine が含まれる。ここで注意しなくてはならないことは**図 6-2** の中で中央に位置し悲哀感に最も効果が高いと分類されている maprotiline である。キールホルツがこの分類を発表した 1979 年から 7 年後の 1986 年に，キールホルツ自身で maprotiline は不安の強い治療抵抗性のうつ病に特に有効であると述べ，maprotiline のスペクトラム分類を**図 6-2** では右端にあたる焦燥型うつ病に移している[6]。

　残念ながら新たなスペクトラム分類図を提示していないため，我が国でキールホルツの抗うつ薬分類が紹介される場合古い分類のみが紹介されている。新しい分類に沿って考えてみると悲哀感を改善させるのはセロトニン再取り込み阻害作用の強い三級アミン群，精神運動抑制を改善させ意欲を出させるのはノルアドレナリン再取り込み阻害作用の強い二級アミン群，不安焦燥改善はノルアドレナリン再取り込み阻害作用や鎮静作用の薬物といった区別が考えられる。キールホルツはこういった区別を見いだしたのではないかと考えられる。ノルアドレナリン再取り込み阻害作用系の抗うつ薬は焦燥型うつ病には禁忌とキールホルツは示唆しているが，逆にノルアドレナリン再取り込み阻害作用の強い maprotiline は有効として矛盾もあるが臨床効果と作用機序の考え方は今日でも参考になると思われる。

B 症状による SSRI と SNRI の選び方

　筆者らは，焦燥型うつ病と抑制型うつ病に対する選択的セロトニン再取り込み阻害薬（SSRI）とセロトニン・ノルアドレナリン再取り込み阻害薬（SNRI）の効果を検討する目的で SSRI の fluvoxamine, paroxetine と SNRI の milnacipran を比較した[9]。ハミルトンうつ病評価尺度（HAM-D）の「抑うつ気分」「興味の喪失」「精神運動抑制」の三項目の合計点が 4 点以上を抑制型うつ病，「焦燥感」「精神不安」「心気症」の三項目の合計点が 4 点以上を焦燥型うつ病として，それぞれの抗うつ薬により 2 週間以内に合計点が 2 点以下になったものを反応者として有効率を反応者数で比較した。**図 6-3** に示すように有効率は，fluvoxamine は抑制型 51.6%対焦燥型 45.5%（P=0.7256），paroxetine は抑制型 45.7%対焦燥型 50%（P=0.7594）と，抑制型と焦燥型では違いはなかった。Milnacipran は抑制型 60.5%対焦燥型 82.4%（P=0.1104）であり焦燥型への有効性が高い傾向にあった。不安焦燥が強いものには SSRI よりも maprotiline 同様ノルアドレナリン作用の強い milnacipran 等の SNRI を使用する方が有益であるように思われる。従来不安にはセロトニンが関与すると考えられそのため SSRI が不安障害に有効であると思われてきたが，実際には SNRI も広い範囲で不安障害に有効であることが示されている[10]。ノルアドレナリン神経

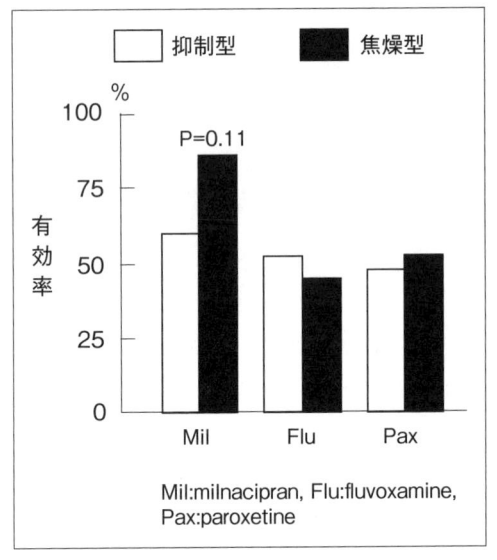

図6-3 抑制型うつ病・焦燥型うつ病に対する
SNRI・SSRIの反応 (第6章文献9より改変)

系も不安に関与すると考えられ，むしろ不安等の症状にはセロトニン・ノルアドレナリン両方の作用機序を持つ薬物が有益といえるようになってきた。従来の考えのようにSSRIのみに抗不安作用がある訳ではないことも考えておかなくてはならない。

近年うつ病の症状として慢性疼痛が注目されるようになってきた。痛みについてはセロトニンよりもノルアドレナリン神経系が重要であることが報告されている[8]。さらに臨床的には三環系抗うつ薬・四環系抗うつ薬ばかりでなく

venlafaxine, milnacipran, duloxetine などの SNRI が SSRI よりも痛みに対して有効であることが示されている[1)2)]。これらのことより，痛みがうつ病の身体症状として目立つ場合は SNRI として我が国は milnacipran を選ぶことが勧められる。

強迫観念がうつ病に先行して現れることはよくある。逆に強迫性障害の側からみるとうつ病が 6 ～ 60%の割合で合併しているとの報告もある[3)]。強迫性障害は強力なセロトニン再取り込み阻害薬が有効であることは周知の事実であり我が国で使用可能な paroxetine, fluvoxamine, sertraline はどれも強迫性障害に有効であると考えられる。特定の SSRI が強迫性障害に特に有効であるとの証拠はないが，筆者らの研究（未発表）では強迫行為を伴わない強迫観念と抑うつ症状を持ち合わせた強迫性障害に paroxetine が fluvoxamine より有効である傾向があった。その他 paroxetine は病的賭博[7)]のような強迫観念主体の状態に有効であること等が報告されている。うつ病の精神症状として些細な物事へのこだわり等が強く強迫行為が少ない症例に paroxetine が有益であることは想像できる。

C まとめ

精神症状として悲哀感やメランコリーを中心とした抑うつ症状が強い場合は SSRI の fluvoxamine, paroxetine, sertraline（SSRI の中では現在のところ区別は出来てい

ない),意欲低下を中心とした精神運動抑制症状が強い場合は SNRI の milnacipran が有益と考えられる。不安焦燥が強い場合は SNRI の milnacipran を第一選択として使用する利点はある。ただし重度の不安焦燥感のあるうつ病は maprotiline を第一選択にする必要があると考える。さらにうつ病の症状として慢性疼痛が目立つ場合は SNRI の milnacipran,精神症状として些細なことを気にする強迫症状が強ければ paroxetine を選ぶことも可能である。

参 考 文 献

1) Brily M. Clinical experience with dual action antidepressants in different chronic pain syndromes. Hum Psychopharmacol, 2004; 19 (suppl 1) : S21-S25.
2) Detk MJ, Lu Y, Goldstein DJ, et al. Duloxetine, 60mg once daily, for major depressive disorder: a randomized double-blind placebo-contralled trial. J Clin Psychiatry, 2002; 63: 308-315.
3) 上島国利. 強迫性障害. これからの薬物療法. 臨床精神薬理, 2006; 9: 143-155.
4) Kielholz P, Poedinger W.Pharmacotherapy of endogenous depression. Compr Psychiatry, 1968; 9: 179-186.
5) Kielholz P. The classification of depression and the activity profile of the antidepressants. Prog Neuropsychopharmacol, 1979; 3 (1-3) : 59-63.
6) Kielholz P. Treatment for therapy-resistant depression. Psychopathology, 1986; 19 (suppl 2) : 194-200.
7) Kim SW, Grat JE, Adson DE. A double-blind placebo-controlled study of the efficacy and safety of paroxetine in the treatment of pathological gambling. J Clin Psychiatry, 2002; 63: 501-507.
8) Max MB, Lynch SA, Muir J, et al. Effects of desipramine, amitriptyline, and fluoxetine on pain in diabetic neuropathy. N Engl J Med, 1992; 326: 1250-1256.
9) Morishita S, Arita S. Differential effects of milnacipran, fluvoxamine and paroxetine for inhibited and agitated depression. Eur Psychiatr, 2004; 19: 450-451.
10) Stahl SM, Grady MM. SNRIs: the pharmacology, clinical efficacy, and tolerability in comparison with other classes of antidepressants. CNS Spectr, 2005; 10: 732-747.

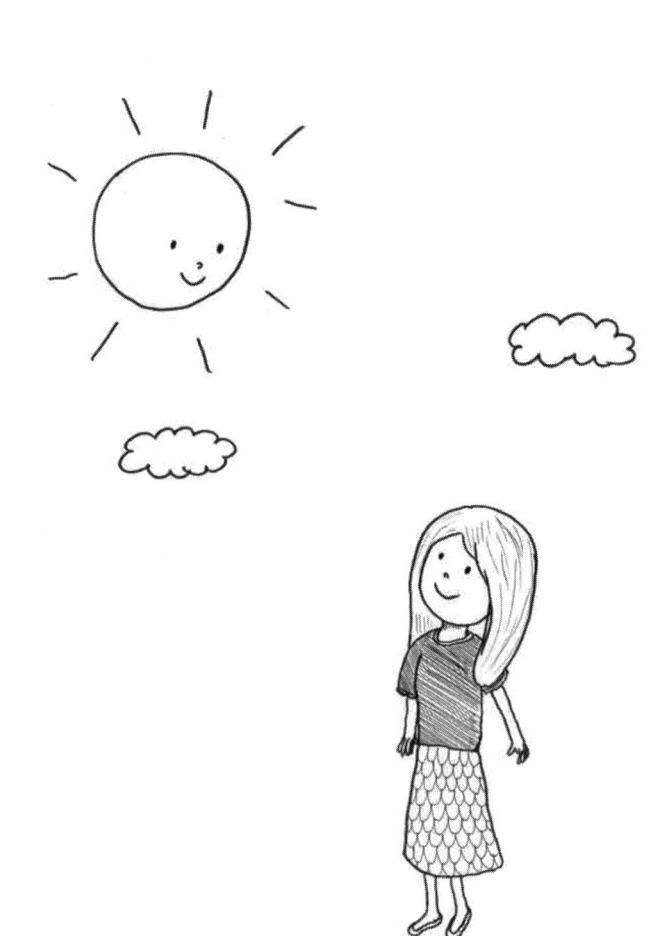

第7章

双極性うつ病に対する抗うつ薬の選び方

A 双極性障害

　米国精神医学会（APA）は，躁うつ病を双極性障害（bipolar disorder）と major depression の2群に分け，従来の単極型うつ病を major depression とし，躁病と躁とうつ両病相を持つ躁うつ病を双極性障害と分類した。うつ病相がなくても躁病相のみでも双極性障害に含め，さらにはっきりした躁病を持つならば双極Ⅰ型障害，軽躁病にとどまるなら双極Ⅱ型障害と細かく分類している[2]。双極性障害と major depression は生物学的に異なる病態として捉え治療する考えを導入している。ところが，ヨーロッパでは必ずしも APA の考えに同調しているわけではない。2007年10月オーストリアのウィーンで開かれた第20回ヨーロッパ神経精神薬理学会総会で，①APA の考え通り双極性障害と単極性うつ病は異な

る病態である,②双極性障害と単極性うつ病は部分的には異なる病態であるが基本的には単一疾患である,③双極性障害と単極性うつ病は同一疾患であるという3つの質問に対する総会参加者の意識調査では,①②③は同数でありAPAの考えを全面的に受け入れていないことが明らかになった。我が国ではAPAの分類DSMを全面的に受け入れて治療を論じている傾向があるが,双極性障害の考え方は必ずしも全世界のスタンダードではないということも頭の中に留め置いて治療について論じてゆかなくてはならないと考える。

B 双極性うつ病の治療

APAの考えに沿うと,治療において双極性障害に抗うつ薬を投与すると躁転や急速交代型(rapid cycling)を招く危険性や病気を医原性に悪化遷延させる可能性があり,双極性障害と診断された場合はうつ病相であってもリチウムやバルプロ酸等の気分安定薬(mood stabilizer)を第一選択として使用するのが好ましいことになる。ところが,実際の臨床場面では,過去に躁病が存在していたからといって現時点のうつ病相を気分安定薬で治療しようとしても限界があることが報告されている[7)13)]。また,双極性うつ病への抗うつ薬投与は躁病を引き起こすとの見解に対してGijsman(2004)[6)]らは1088名の双極性障害を解析した結果,抗うつ薬群の躁転率は3.8%に対してプラセボ群の躁転率は4.7%であり抗う

つ薬が躁転の危険性を増すという証拠はなかったと報告した。Altshuler（2003）[1]らは，双極性うつ病を抗うつ薬で治療後6カ月以内に抗うつ薬を中止すると明らかに再発が多いことを示し，双極性うつ病には抗うつ薬が必要であることを述べている。またCoryell（2003）[5]らは急速交代型89名を平均13年調査した結果，三環系抗うつ薬は病相の悪化に影響する証拠はなかったと報告した。Cohn（1989）[4]らも，選択的セロトニン再取り込み阻害薬（SSRI）のfluoxetineと三環系抗うつ薬のimipramineは共に躁うつ病に有効であることを報告している。先に述べたヨーロッパ神経精神薬理学会総会のコンセンサスでは少なくとも双極Ⅱ型うつ病は抗うつ薬のみでの治療でも問題なしとし，特にセロトニン・ノルアドレナリン再取り込み阻害薬（SNRI）のvenlafaxineを勧めている。このように双極性うつ病への薬物の使用は第一選択としても，また気分安定薬との併用薬としても抗うつ薬の使用を十分考慮する必要があると考えられる。

C　SSRI・SNRIの躁転率

双極性うつ病に対する抗うつ薬の選択において当然躁転率が低い方が使いやすいと考えられ，どの抗うつ薬を選択するかは個々の抗うつ薬の躁転率を調べることによりある程度予測が出来ると考えられる。Imipramineが発見された1950年代より抗うつ薬が躁状態を引き起こすことは知られ

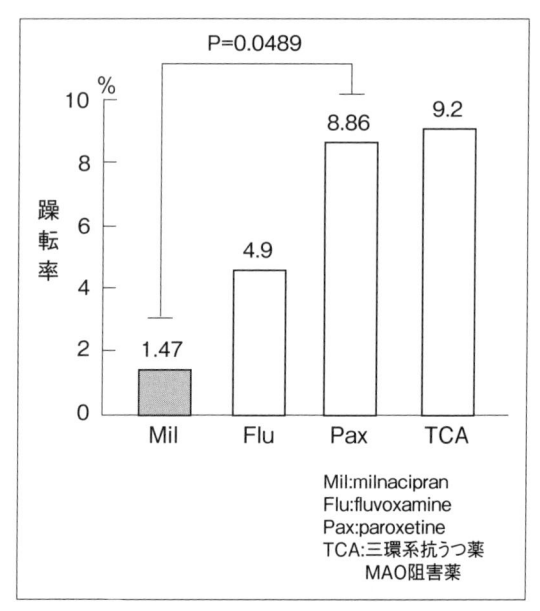

図 7-1 SSRI・SNRI・TCA の躁転率比較
(第 7 章文献 3, 9, 10, 11 より改変)

ており，Bunney（1978）[3] は三環系抗うつ薬と MAO 阻害薬で治療した 3922 名のうつ病患者の 9.2%が躁状態または軽躁状態を呈したと報告している。また最近のうつ病治療の主体の SSRI も躁転と関連があると報告がある[8)13)]。しかし躁転率は明らかではなかった。筆者らは双極性うつ病への SSRI・SNRI の使用を考慮するため，SSRI の fluvoxamine と paroxetine，SNRI の milnacipran の躁転率を検討した。Fluvoxamine で治療したうつ病患者 122 例中 6 例が軽躁状

表 7-1 双極Ⅱ型うつ病に対する抗うつ薬の躁転率比較
(第 7 章文献 12 より改変)

	milnacipran	fluvoxamine	paroxetine
躁転率	0%	0%	30%
躁転 / 全例	0/5	0/8	3/10

態を呈し躁転率は 4.9%であった[9]。Paroxetine で治療したうつ病患者 79 例中 6 例が軽躁状態，1 例が重度の躁状態を呈し躁転率は 8.86%であった[10]。Milnacipran で治療したうつ病患者 68 例中 1 例が軽躁状態を呈し躁転率は 1.47%であった[11]。これらの躁転率は，Bunney が示した三環系抗うつ薬・MAO 阻害薬の躁転率 9.2%を超えるものではなかった（**図 7-1**）。SSRI と SNRI の中では，milnacipran は paroxetine と比較すると躁転率は低い結果が得られた（P=0.0489）（**図 7-1**）。さらに双極Ⅱ型うつ病に対する躁転率は**表 7-1** に示すように，paroxetine のみが躁転を示した。各抗うつ薬の症例数が少ないため統計学的比較は難しいが双極Ⅱ型うつ病には paroxetine よりも milnacipran と fluvoxamine が有益であるように考えられる[12]。

D まとめ

双極性うつ病に対する薬物療法は，少なくとも双極Ⅱ型うつ病であれば抗うつ薬を第一選択としても不合理ではない

と考えられ，その際 SNRI を選択することが有益である可能性がある。我が国では milnacipran を選択することが勧められ，次に SSRI の fluvoxamine である。双極 I 型うつ病に関しては気分安定薬との併用が望ましく，その際も SNRI を中心に併用することが勧められる。

参 考 文 献

1) Altshuler L, Suppes T, Black D, et al. Impact of antidepressant discontinuation after acute bipolar depression remission on rates of depressive relapse at 1-year follow-up. Am J Psychiatry, 2003; 160: 1252-1262.
2) American Psychiatric Association. Diagnostic and stasistical manual of mental disorders. 2000.
3) Bunney WE Jr. Psychopharmacology. New York, Raven Press, 1978.
4) Cohn JB, Collins G, Ashbrook E, et al. A comparison of fluoxetine, imipramine and placebo in patients with bipolar depressive disorder. Clin Psychopharmacol, 1989; 4: 313-322.
5) Coryell W, Solomon D, Turvey C, et al. The long-term course of rapid-cycling bipolar disorder. Arch Gen Psychiatry, 2003; 60: 914-920.
6) Gijsman HJ, Geddes JR, Reudell J, et al. Antidepressants for bipolar depression: a systematic review of randomized, control trial. Am J Psychiatry, 2004; 161: 1537-1547.
7) Grunze H, Schlosser S, Walden J. New perspectives in the acute treatment of bipolar depression. World J Biol Psychiatry, 2000; 1: 129-136.
8) Howland RH. Induction of mania with serotonin reuptake inhibitor. J Clin Psychopharmacol, 1986; 16: 425-427.
9) Morishita S, Arita S. Induction of mania in depression by fluvoxamine. Int Med J, 2002; 9: 271-273.
10) Morishita S, Arita S. Induction of mania in depression by paroxetine. Hum Psychopharmacol Clin Exp, 2003; 18: 565-568.
11) Morishita S, Arita S. Prevalence of induced mania in patients treated with milnacipran: a comparison with paroxetine. Eur Psychiat, 2004; 19: 315-316.
12) Morishita S, Arita S. Treatment of bipolar II depression with milnacipran, fluvoxamine, paroxetine, or maprotiline. Int Med J, 2005; 12: 283-285.

13) Preda A, MacLean RW, Mazure CM, Bower MB. Antidepressant-associated mania and psychosis in psychiatric admissions. J Clin Psychiatry, 2001; 62: 30-33.

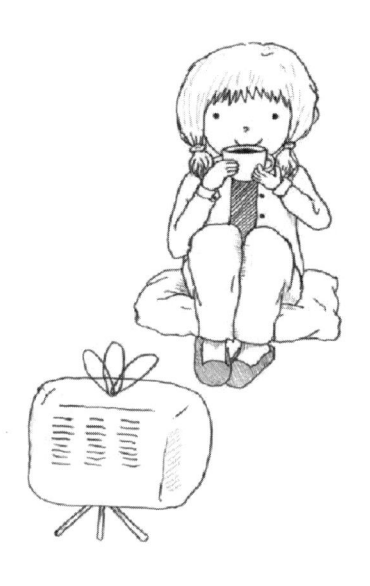

第8章

病相回数や精神疾患負因による抗うつ薬の選び方

A 初回うつ病と再発うつ病による抗うつ薬の選び方

うつ病は，初回うつ病と2回目以後の再発うつ病では特徴が異なっているという研究がある。例えば，初回うつ病発症に人生の大きな出来事がストレスとして関与する確率は再発うつ病の発症よりも大きく，不安を持ちやすい性格や常識的な考えの出来ない性格は初回うつ病よりも再発うつ病の方に影響しやすい等のことが報告されている[3]。初回と再発のうつ病相に違いがあることは，病相により抗うつ薬の効果も何らかの影響を受けることは十分考えられ，病相によって抗うつ薬の選択を考えることも重要なことである。Solomon (1997)[11] らは，初回であれ再発であれ，抗うつ薬による改善率は同等であると報告している。しかしながら臨床経験上うつ病の回数を重ねるほど治りにくいという印象はあ

表 8-1　初回および再発病相への SSRI・SNRI の有効率
(第 8 章文献 4, 5, 7 より改変)

	初回うつ病	再発うつ病	P value
fluvoxamine	79.4%	44.7%	0.0026
paroxetine	75.7%	40.5%	0.0028
milnacipran	100%	47.1%	0.0345

る[12]。筆者らは fluvoxamine[4]、paroxetine[7]、milnacipran[5] 治療において初回うつ病の方が再発よりも改善率は高いことを示し、病相回数と抗うつ薬の改善率は関連があることを推察した（**表 8-1**）。さらに fluvoxamine と paroxetine は女性では明らかに初回うつ病の方が改善率は高い結果であり、milnacipran では男女共に初回の方が再発より有効率が高かった[6]。これらのことから選択的セロトニン再取り込み阻害薬（SSRI）、セロトニン・ノルアドレナリン再取り込み阻害薬（SNRI）は初回のうつ病に対して積極的に選択されるべきであると考えられる。

B　精神疾患の家族歴による抗うつ薬の選び方

　家族の病歴も臨床場面では比較的得られやすい情報である。Klein（1999）[1][2] らは、患者家族にうつ病の既往がある者があれば患者本人のうつ病の若年発症と慢性化に影響

があると報告している。Scott（1988）[10] も，うつ病の家族歴があるとその患者本人のうつ病は慢性化や治療抵抗性になりやすいことを示唆している。このように精神疾患の家族歴はうつ病の経過や治療に何らかの影響を及ぼす可能性が推察され，治療を良好に進めるためにも抗うつ薬の選択は重要と考えられる。Schneider（1986）[9] らは，老年期のうつ病患者34例（平均年齢64.8歳）とコントロール群を比較してうつ病の家族負因を有する患者の方が家族負因のない患者より nortriptyline の効果が良好であったと報告している。O'Reilly（1994）[8] らは，うつ病の家族負因があり三環系抗うつ薬に反応しなかった症例には MAO 阻害薬の tranylcypromine が有効であったと報告している。しかしながらこれら以外に特定の抗うつ薬が有益であったという報告は今のところ見当たらない。筆者らも fluvoxamine[4]，paroxetine[7]，milnacipran[5] について家族精神疾患負因と各抗うつ薬の効果を比較したが，どれも明らかな有効性の差は見られなかった。

C まとめ

SSRI・SNRI は初回発症のうつ病に対しては第一選択として積極的に使用する価値はあると考えられるが，家族精神疾患負因については今のところ抗うつ薬選択に特定の指標は見いだされていないと考えられる。

参考文献

1) Klein DN, Schatzberg AF, McCullough JP, et al. Age of onset in chronic major depression: relation to demographic and clinical variables, family history, and treatment response. J Affect Disord, 1999; 55: 149-157.
2) Klein DN, Schatzberg AF, McCullough JP, et al. Early- versus late-onset dysthymic disorder: comparison in out-patients with superimposed major depressive episodes. J Affect Disord, 1999; 55: 187-196.
3) Lewinshon PM, Allen NB, Gotlib IH. First onset versus recurrence of depression: differential processes of psychosocial risk. J Abnorm Psychol, 1999; 108: 483-489.
4) Morishita S, Arita S. Possible predictors of response to fluvoxamine for depression. Hum Psychopharmacol Clin Exp, 2003; 18: 197-200.
5) Morishita S, Arita S. The clinical use of milnacipran for depression. Eur Psychiatry, 2003; 18: 34-35.
6) Morishita S, Arita S. Differential effects of milnacipran, fluvoxamine and paroxetine for depression, especially in gender. Eur Psychiatry, 2003; 18: 418-420.
7) Morishita S, Arita S. Possible predictors of response to paroxetine for depression. Int Med J, 2005; 12: 271-273.
8) O'Reilly RL, Bogue L, Singh SM. Pharmacogenetic response to antidepressants in a multicase family with affective disorder. Biol Psychiatry, 1994; 36: 467-471.
9) Schneider LS, Fredrickson ER, Severson JA, et al. 3H-imipramine binding in depressed elderly: relationship to family history and clinical response. Psychiatry Res, 1986; 19: 257-266.
10) Scott J. Chronic depression. Br J Psychiatry, 1988; 153: 287-297.
11) Solomon DA, Keller MB, Leon AC. Recovery from major depression: a 10-year prospective follow up across multiple episodes. Arch Gen Psychiatry, 1997; 54: 1001-1006.

12) 渡辺昌祐, 横山茂生. 抗うつ薬の選び方と用い方. 新興医学, 東京, 1983.

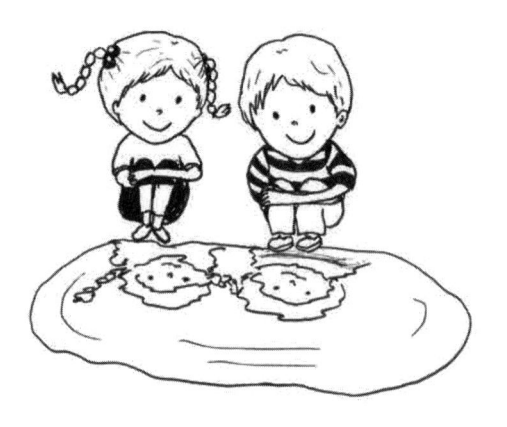

第9章

抗うつ薬の用い方

　抗うつ薬の選択とともに，選んだ抗うつ薬をどのように使うかも重要なことである。上手に使いこなすことによって治癒が早まったり，逆に不適切な使い方のために十分な効果を引き出せなかったりすることもある。抗うつ薬は単一的な使い方をすれば良い訳ではなく，それぞれ異なった特徴を理解して使い分けに注意しなくてはならない。本章では我が国で使用できる選択的セロトニン再取り込み阻害薬（SSRI）やセロトニン・ノルアドレナリン再取り込み阻害薬（SNRI）を中心にして抗うつ薬の用い方を述べる。

A　抗うつ薬の至適用量

　表9-1に，現在我が国で使用できるSSRI・SNRIのfluvoxamine, paroxetine, sertraline, milnacipranの推奨用量についての欧米の代表的な報告を示した[31) 38) 41)]。Fluvoxamine

表9-1 うつ病に対するSSRI・SNRIの治療用量
(第9章文献31, 38, 41より引用)

	一日平均用量	著者
fluvoxamine	145mg	Ferghner (1984)
	240mg	Lydiard (1984)
	132mg	Norto (1984)
	180mg	Lapierre (1987)
	140mg	Gonella (1990)
paroxetine	20〜50mg	Claghor (1992)
	30mg	Moller (1993)
	20〜50mg	Stuppaek (1994)
	20〜40mg	Christiansen (1996)
	20〜40mg	Schnyder (1996)
sertraline	50〜200mg	Reimherr (1990)
	50〜200mg	Fabre (1995)
	50〜150mg	Aberg-Wistedt (2000)
	50〜100mg	Lepine (2004)
	50〜200mg	Lydiard (1997)
milnacipran	100mg	Macher (1989)
	50mg	Kasper (1996)
	50mg	Lecrubier (1996)
	50〜100mg	Lepez-Lbor (1996)
	50mg	Montgomery (1996)

は1日150〜200mg, paroxetineは1日20〜50mg, sertralineは1日50〜200mg, milnacipranは1日50〜100mgが推奨されている。ちなみに我が国での適応用量は, fluvoxamineは初期用量を50mgとし150mgを上限と

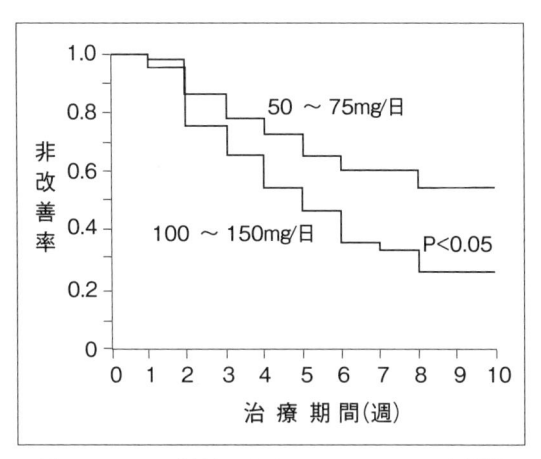

図9-1　一日用量による fluvoxamine の有効性
（第9章文献24より改変）

されている。Paroxetine は，初期用量は 10mg とし 40mg まで，sertraline は初期用量は 25mg とし 100mg まで，milnacipran は初期用量は 25mg とし 100mg までが保険適応で認められている。ここで注意しなくてはならないことは，初期用量はけっして十分な治療用量ではないということである。**表9-1** から一定の治療効果を得るためにはそれなりの用量が必要であることが分かる。

筆者らは，fluvoxamine について1日 100 ～ 150mg 投与と 50 ～ 75mg 投与の有効性について Kaplan-Meier 法と log-rank test を応用して比較したところ，明らかに 100 ～ 150mg/日投与の方に有効率が高いことを報告した（**図9-1**）[24]。我が国では fluvoxamine についてやや投与量が少

ない傾向があり，このことは治療成績の低下につながると考えられる。用量は少なくとも欧米と同等の 100 ～ 150mg を用いるべきであると考える。

Paroxetine は 1 日 20 ～ 50mg が欧米では推奨されている。しかし 20 ～ 50mg の用量範囲は広く，どのあたりの用量が最も適しているかは明らかではない。そこで筆者らは paroxetine 10 ～ 20mg/ 日と 30 ～ 40mg/ 日の有効性を多変量解析で比較したところ，両者に明らかな差は見いだせなかった[32]。このことは paroxetine は増量しても特に有効率が増加することは少ないことを意味し，20mg/ 日程度で適当と想像できる。しかし，Franchini（1998）[5] らは 67 例の再発うつ病患者を paroxetine 20mg/ 日と 40mg/ 日で治療し 28 カ月にわたって経過観察をした結果，20mg/ 日投与群では改善後経過観察中の再発率は 51.5% であったのに対して，40mg/ 日投与群では改善後経過観察中の再発率は 23.5% で明らかに 40mg/ 日投与群の方に再発率が少なかったことを示している（P=0.018）。このことは初回うつ病に対して paroxetine は 20mg/ 日程度での用量で良いが，再発のうつ病を加療する場合は 40mg/ 日投与する必要があることが想像できる。

Sertraline は初期は 25mg/ 日から始めて徐々に増量し 100mg/ 日まで使用することが添付文書の用法・用量に記載されている。筆者らの研究では sertraline 25mg/ 日投与開始群と 50mg/ 日投与開始群の 2 週間以内での早期効果出現

率を比較したところ，25mg/日投与開始群ではわずか12.5%であったのに対して50mg/日投与開始群では71.1%であり明らかに50mg/日から投与する方が有効性は優れていた（P＜0.01）[37]。

Milnacipranは1日初期用量25mgから始め100mgまでを2～3回に分割投与が推奨されている。筆者らは1日50mg投与と100mg投与の有効性を8週間経過観察し多変量解析で比較したところ，両者の有効率に差はなかった[25]。このことよりmilnacipranによりうつ病を改善させるには50mg/日程度の用量をまず用いるべきであると考えられた。

SSRIやSNRIには，うつ病治療に対しての至適用量が存在すると思われる。至適用量以下より投与を開始したとしても速やかに推奨される用量へ増量し，至適用量で始めて経過観察することが重要である。いたずらに少量の抗うつ薬で長期の経過を見るべきではない。

B 抗うつ薬の投与期間

1．効果発現時期

治療経過中に薬物反応に応じていつまで治療薬を継続するか，あるいは有効性が低い場合いつ薬物を変更する決断をするかは重要である。我が国でもうつ病についてガイドラインという形で治療指針が作られ，より良い治療に近づけるように努力がなされている。しかし，ガイドラインは

書かれている通りに従うマニュアル的なものではなく，ガイドラインを利用して個々の治療を組み立て工夫してゆく水先案内人的性格であるため，個々の抗うつ薬についてどう使うか細かく規定されている訳ではない。そこで，筆者らはまず fluvoxamine, paroxetine, sertraline, milnacipran といった最近の SSRI・SNRI について，投与を開始して有効性をいつ頃判断するかを決定するために効果発現時期を観察した。抗うつ薬によって改善した有効例について各週の有効率を重ねて行った累積有効率が 80% を超える位置を設定し，それが何週目かを検討した。一般的に正規分布の標準偏差（standard deviation：SD）が示す 1SD 値は 84.4% である。これを超える数値はその事象のほとんどすべてが含まれることを意味するため近似値の 80% を基準に設定した。抗うつ薬の有効率が 80% を超える週まで投与すると改善されるべき症例はその週までにほとんど改善すると考えられ 80% を超える週が効果発現時期の目安になる[26]。この方法により milnacipran 50mg/日と 100mg/日のそれぞれの累積有効率が 80% を超える週を観察したところ，50mg/日は 6 週目，100mg/日は 4 週目であり，100mg/日投与は早く効果が現れることが観察された（**図 9-2**）[25]。この結果より milnacipran は用量の多い方が早く改善が得られると考えられた。

　Fluvoxamine, paroxetine, sertraline, milnacipran の効果発現時期の比較を**図 9-3** に示す。SSRI の fluvoxamine, paroxetine,

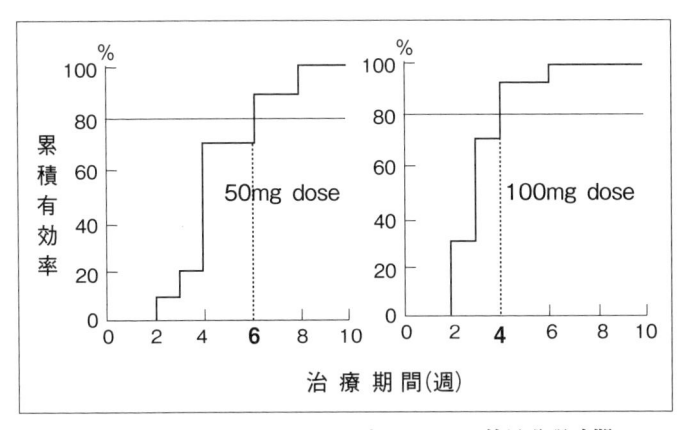

図9-2 Milnacipran 50mg と 100mg の効果発現時期
(第9章文献25より改変)

sertraline は80％を超える週は6週目であった。SNRI の milnacipran は4週目であった。Feighner（1994）[3] は，SNRI である venlafaxine は効果発現が早いことを示し，同じ SNRI である milnacipran も SSRI より効果発現は早いと報告している。従来は，抗うつ薬の効果発現までを4週間で観察し報告することが一般的に行われてきたが，実はこの4週間で観察するという期間に厳密な意味はなく習慣的に用いられてきた数字にすぎない。SSRI が我が国で使用されるようになり，臨床的な効果発現は少し時間が必要ではないかと推察されてきた。筆者らの研究で明らかになったように，SSRI の fluvoxamine, paroxetine, sertraline は少なくとも6週間程度は投与を続けて効果を判断すべきであり，6週間を超えて有効性が低い場合は増量や他剤の追加あるいは変

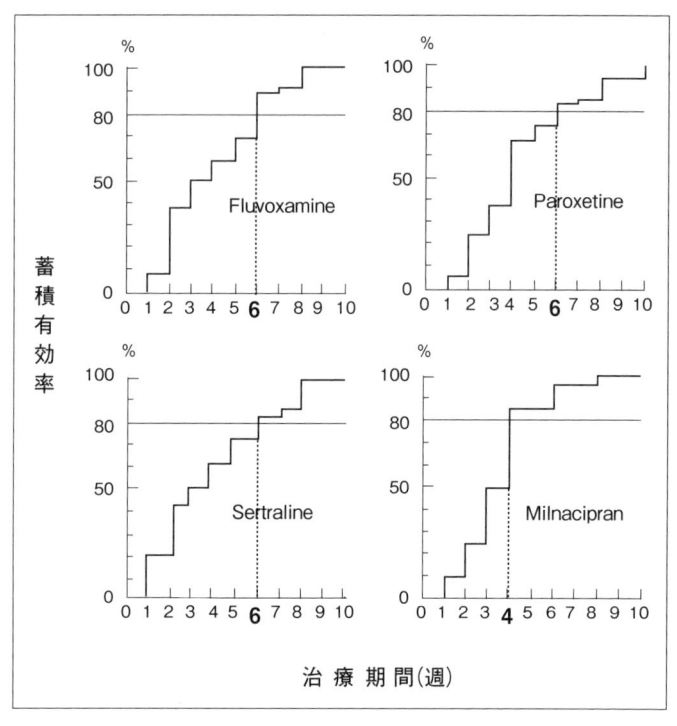

図9-3 SSRI・SNRIの効果発現時期（第9章文献26より改変）

更といった次の治療ステップに移るべきであると考えられる。SNRIのmilnacipranの場合はSSRIよりも早く4週間をめどに投与し，その経過によって治療を進めてゆくべきであると考えられる。**表9-2**にSSRIとSNRIの至適用量と至適投与期間を示す。

表 9-2　SSRI と SNRI の至適用量と至適投与期間

	至適用量	至適投与期間
fluvoxamine	100〜150mg	6 週
paroxetine	20〜40mg	6 週
sertraline	50mg	6 週
milnacipran	100mg	4 週

2．継続投与期間

Kupfer（1991）[11]は，図9-4に示すようなうつ病の治療による転帰と期間を提唱している。前項の「効果発現時期」は，急性期治療での抗うつ薬の反応（response）に相当する部分である。抗うつ薬研究では，有効性を判断する場合ハミルトンうつ病評価尺度（HAM-D）などのスコアーが投薬前の半分以下になった場合を反応（response）として改善したと見なすのが一般的である。治療が進みうつ病症状が消失し，ほとんど病前の正常気分に戻った状態を寛解（remission）と呼んでいる。治療経過が良好である場合寛解に至るには約2カ月程度としている。寛解状態が6カ月程度持続されれば回復（recovery）したと考える。急性期から回復までの寛解状態の期間にうつ病が悪化した場合を再燃（relapse）と呼んでいる。再燃を防ぐために抗うつ薬を投与し続けることを持続療法（continuation therapy）という。回復後にうつ病が出現した場合は，前の病相はすでに治っており新しい病相が出現したと考えて再発（recurrence）と呼んでいる。

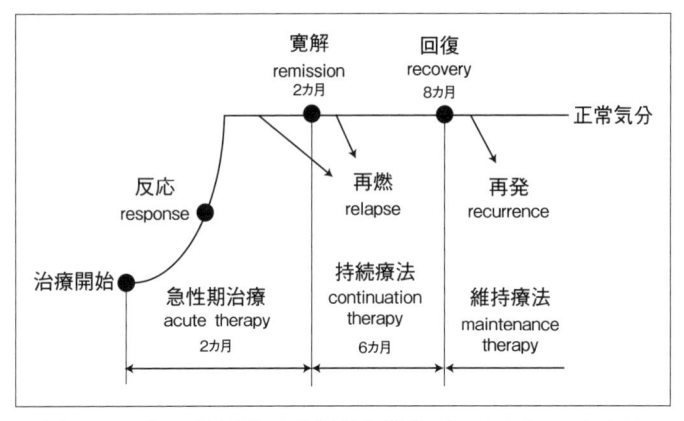

図9-4 うつ病治療による転帰と期間 (第9章文献11より改変)

再発を防ぐために抗うつ薬を投与し続けることを維持療法 (maintenance therapy) という。

急性期の症状が改善した後1年以内に抗うつ薬を中止してしまうと報告によって様々ではあるが20%から多い場合は70%の悪化があるとされている[8]。三環系抗うつ薬など従来の抗うつ薬はこの再燃を防止する効果が明らかにされている[14]。SSRIとSNRIもこの再燃を予防することが明らかにされ, fluvoxamine[44], paroxetine[1], sertraline[1], milnacipran[12] もそれぞれうつ病の再燃予防効果があり, 再燃率は6〜20%にまで低下すると報告されている。クレペリンはうつ病の1回の病相は6〜8カ月であると記載している。抗うつ薬の持続療法はこの病相の期間と一致しているとの見方も出来る。つまり, 抗うつ薬によって表面上の症状は

改善してもまだ病相期の中にあるため抗うつ薬を中止すれば再び悪化すると考察することが出来る。このような考え方からも少なくとも8ヵ月〜1年程度を目安に抗うつ薬を継続投与する必要がある。なお、この時期の投与量は減量するのではなくうつ病が改善した用量をそのまま継続するのが良いとされている。

　8ヵ月〜1年をめどにした持続療法の後も抗うつ薬を継続するかどうかについては明確にされている訳ではない。過去に何度かの病相を短期間に繰り返している場合は再発の危険が高いと想像して再発予防のために維持療法を行う意味はあるが、初めてのうつ病であるとか2度目のうつ病であったとしても過去の病相が10年以上前となると維持療法を行う意味があるかは定かではない。抗うつ薬には再発を予防する効果もあると考えられており[14]再発を繰り返している症例には維持療法は適応となるがそれ以外では実際は患者本人と相談して抗うつ薬を中止するかどうかを決めるのが妥当と考えられる。維持療法を行う場合も抗うつ薬は急性期の用量をそのまま用いる方法が推奨されている[7]。

3．抗うつ薬の終了

　抗うつ薬は8ヵ月〜1年をめどにした持続療法の後治療終了として抗うつ薬を中止するか、あるいは維持療法に移行してその後治療終了として抗うつ薬を中止する時期が来る。抗うつ薬の止め方について明確な決まりはないが一般的に

表9-3 Discontinuation syndrome の主な症状

1. 浮動性めまい	7. 神経過敏
2. 悪心・嘔吐	8. 発汗
3. 頭痛	9. 不眠
4. 疲労感	10. 集中力低下
5. 不安・焦燥感	11. 下痢
6. 易刺激性	12. 筋肉痛

は徐々に用量を減らしてゆくのがよいとされている。抗うつ薬にはベンゾジアゼピン系薬物のような薬物依存性はないとされている[10]が,急な中止や急激な減量によってめまい,ふらつき,吐気,不眠などの不快な症状が出現することがある(**表9-3**)。

この不快な症状が依存性薬物の離脱症状と異なるところは,患者が不快さを回避するために再度薬物を欲しないというところである。このことからも抗うつ薬には依存性はないことが分かる。これらの不快な症状は discontinuation syndrome と呼ばれ,中断症候群,退薬症候群,離脱症候群等の訳が与えられている。この症状の消失は5日〜4週間と報告されており長期に持続するものではない[2]。三環系抗うつ薬,MAO阻害薬,SSRI,SNRI等,抗うつ薬全般に起こり得ることが報告されているが発生率は0.003〜80%まで広範囲にわたっており確定はされていない。ただ我が国

で使用可能である fluvoxamine, paroxetine, sertraline の SSRI のうち paroxetine は他の SSRI より発生率が高い傾向にあり，paroxetine を使用している場合は投与終了時に注意が必要である。Milnacipran の dyscontinuation syndrome の発生率も明らかではないが SSRI より少ないとして SSRI で dyscontinuation syndrome が起こった場合 milnacipran へ切り替えを勧める意見もある[6]。しかし，なるべくこのような不快な症状を避けるため SSRI では1週間おきに fluvoxamine は 25～50mg, paroxetine は 10mg, sertraline は 25～50mg 程度を減量してゆくことが勧められている[10]。

C 併用薬

1．ベンゾジアゼピン系抗不安薬

うつ病治療の際ベンゾジアゼピン系抗不安薬は抗うつ薬としてしばしば併用されている。特に不安，緊張，焦燥，不眠などの症状が強い場合に用いられることが多い。一部には，ベンゾジアゼピン系抗不安薬は依存性があるため用いることなく，あくまでうつ病は抗うつ薬単独で治療すべきであると主張する意見がある。しかし，実際に依存が生じるにはかなり大量の用量と長期の投与期間が必要であるし，臨床の場面でそのような常識をはずれた治療を行う治療者はまずいないであろうと考える。2007年10月ウィーンで開かれた第20回ヨーロッパ神経精神薬理学会でも，fluoxetine に

ベンゾジアゼピン系薬物の clonazepam を併用すると明らかに fluoxetine 単独よりうつ病の改善が早いことと，うつ病の中核症状にも有効であることを報告した Smith（1998）[43] と Londborg（2000）[13] の報告を紹介して抗うつ薬とベンゾジアゼピン系抗不安薬を併用することは治療上有益であると推奨している[15]。

併用するベンゾジアゼピン系薬物はどれでも効果は変わりないと考えられている。しかし，筆者らはベンゾジアゼピン系薬物の中でも特に clonazepam の有効性に注目してきた。Clonazepam は，我が国ではてんかんに対する適応しか取られていないため抗不安薬としての認識がほとんどないがベンゾジアゼピン系薬物の中でも強い抗不安作用を持つ薬物である。うつ病を発症し，抗うつ薬による治療である程度の改善はあるものの6カ月以上寛解が得られなかった遷延性うつ病 120 例に対して，それまでの抗うつ薬は変更せず clonazepam（0.5 〜 4.0mg/ 日）の追加併用（すでにベンゾジアゼピン系抗不安薬が併用されている場合は置き換え）を行い有効性の観察をしたところ，50.8%が完全寛解を示した。さらに2週間以内に半数以上が有効性を発現し，単極型うつ病の方が双極型うつ病より有効性が高く，家族負因がない症例に有効性が高く，一日用量は 2.5 〜 4.0mg が至適用量と考えられるなどの特徴が見いだされた。併用する抗うつ薬は三環系抗うつ薬よりも SSRI・SNRI の方がやや有効性が良好で，特に fluvoxamine, sertraline が併用に向いている

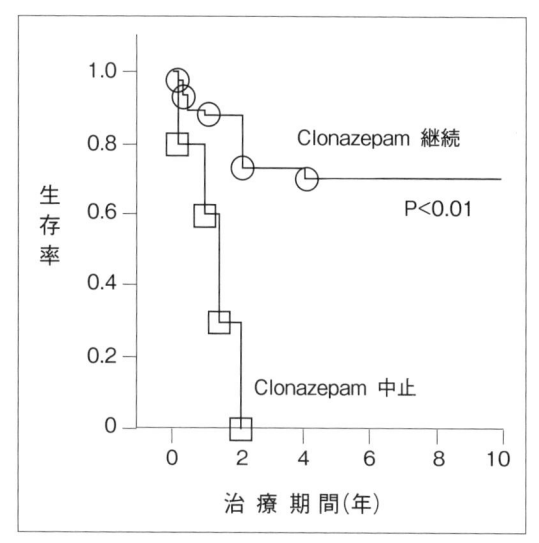

図9-5 Clonazepam の再発予防効果
(第9章文献22より改変)

傾向があった。Clonazepam を併用したまま維持療法を行うと，最長10年の経過で再発を防止できたと考えられ生存分析でも P=0.0021（**図9-5**）と明らかに clonazepam 併用継続は再発を予防できることが分かった[16)～23) 27)～30) 34) 35)]。

このように，ベンゾジアゼピン系薬物は不安・焦燥感を軽減させるだけでなく，直接うつ病改善に関与していることも考えられ併用も十分治療選択として重要視してよい。ただし，fluvoxamine と sertraline は酵素 CYP3A4 阻害作用を持っているといわれている。CYP3A4 はベンゾジアゼピン系薬物を代謝する酵素であるため併用時にベンゾジアゼピ

ン系薬物の血中濃度が上昇する場合があることを記憶しておく必要がある。

2. 催眠導入薬（眠剤）

うつ病に不眠はほぼ必発である。抗うつ薬単独の治療では速やかな不眠の改善は得られない。三環系抗うつ薬や四環系抗うつ薬は，鎮静作用により比較的睡眠導入に有効であったと考えられるが，SSRIやSNRIは過度の鎮静作用はむしろ少ないため直接不眠に対応できない。そのため強い不眠に対して催眠導入薬で対応しなくてはならない場面がほとんどである。この際は，現在使用されている催眠導入薬の多くがベンゾジアゼピン系薬物に属するため，fluvoxamine, sertralineにより催眠導入薬の血中濃度上昇を一応記憶して使用することが肝要である。

3. 抗うつ薬どうしの併用

うつ病治療における抗うつ薬の使用は，1種類の抗うつ薬から使用を開始してゆくのが原則である。2種類以上の抗うつ薬を併用する方法は，治療が停滞したなかなか治らないうつ病に限られるべきである。筆者の経験では，難治性うつ病ということで紹介されたが，前医で7種類の抗うつ薬と3種類の抗不安薬が併用されていた症例があった。この症例は抗うつ薬と抗不安薬を1種類ずつに整理しただけで改善した。このように併用により改善が思わしくない

ケースもあり,治療初期は抗うつ薬の併用はなるべく避けるべきであると考えられる。しかし,Nelson (1998)[40]は抗うつ薬どうしの併用の利点について,効果が早く出現することと効果が増強される可能性があることを挙げている。SSRI を併用の組み合わせのひとつとした報告に,fluoxetine と nortriptyline[42],fluoxetine と desipramine[39],fluoxetine と mianserin[4] などがあり単剤より有効であるとしている。筆者らも,fluvoxamine と milnacipran[33],fluvoxamine と sulpiride[36] の併用は単剤より効果発現が早いことを確認した。このように,作用機序の異なる抗うつ薬の併用は治療効果を高める可能性はあるが併用療法が基本的に単剤治療より優れていると考えられる根拠が固まっている段階ではまだない。抗うつ薬どうしの併用は難治性うつ病への対応と理解しておく方が良いと考える。

4. 気分安定薬 (mood stabilizer)

抗精神病薬以外で,躁状態に対する抗躁作用を持つ薬物に躁うつ病の再発予防作用があることが徐々に明らかになってきた。さらに,そのような薬物にはうつ病に対する効果もあることが報告されるようになっている。リチウム,carbamazepine,バルプロ酸,clonazepam などが挙げられ気分安定薬と呼ばれるようになった。ただし,うつ病に対する抗うつ効果は単極型うつ病に対しては十分ではないようで,気分安定薬が使用されるうつ病は双極Ⅰ型障害のうつ病

表 9-4　SSRI・SNRI の併用禁忌

	併用禁忌		
fluvoxamine	MAO 阻害薬	[thioridazine]	tizanidine
paroxetine	MAO 阻害薬	[thioridazine]	pimozide
sertraline	MAO 阻害薬	pimozide	
milnacipran	MAO 阻害薬		

[ ] は発売中止

の場合と難治性うつ病に対して抗うつ薬と併用して有効とされている。気分安定薬と抗うつ薬の併用は難治性治療の選択肢と考えうつ病が再発を繰り返す場合の予防薬として併用することを基本と考えるべきである。

5．併用禁忌

抗うつ薬には作用機序や代謝酵素に対する影響により，併用禁忌とされている薬物がある。表 9-4 に示すように，SSRI や SNRI それぞれに併用禁忌があるので注意を要する。

D　SSRI，SNRI の副作用

三環系抗うつ薬，四環系抗うつ薬はヒスタミン受容体，アセチルコリン受容体，アドレナリン受容体に拮抗する作用を持っていたため眠気，口渇，便秘，起立性低血圧，めまい，

不整脈などの副作用が出現することがある。SSRI, SNRI はこういった受容体に対する影響は抑えられ，セロトニン，ノルアドレナリンに対する作用のみに特化した薬物であるので当然従来の副作用は少なくなっている。SSRI で取り上げられる副作用は消化器系の副作用が最も多く吐気，胃部不快感などが投与初期にみられることがある。しかし，重篤になるケースは希で投与を続けてゆくうちに消失することもよくある。また，消化器用剤をあらかじめ併用することで予防や改善させることも出来る[9]。不安，焦燥，神経過敏などの神経症状や不眠も一過性に出現することはあるが，抗不安薬や催眠導入薬の併用により対処可能である。SSRI によって勃起不全や性機能障害が生じることが海外で注目されつつある。一般的には，SSRI の減量や変更によって症状は回復するとされている。SNRI の milnacipran は，SSRI のような消化器症状は少なく排尿障害，めまい，発汗などの副作用が多いとされている。その他にノルアドレナリンへの作用結果と考えられる血圧上昇もみられることがある。これらの症状が出現した場合は milnacipran の減量や中止，変更で対応するのが望ましい。

E 抗うつ薬を使用するにあたり医師のすべきこと

　抗うつ薬を使用しようとする医師は，以下のいくつかのことに注意を払う必要がある。

1．うつ病の診断を確実に行うこと。

抗うつ薬は魔法の薬ではないので何か精神的におかしいというものにすべて有効に作用するわけではない。うつ病の診断を上手に下すことが重要である。筆者は，うつ病と診断され紹介された中に脳腫瘍，肺癌，全身性エリテマトーデス（SLE），結核，脳梗塞，痴呆などの疾患が見逃されていた症例を幾度となく経験して来た。身体疾患に伴ううつ状態は抗うつ薬では改善させることは難しく，原則的には原疾患の治療が優先されるべきである。「何かおかしいので抗うつ薬」といった短絡的発想は慎まなくてはならない。本書の第2章で述べたメランコリー（悲哀感）を中心としたうつ病の基本症状を見つけて，うつ病を的確に診断することが肝要である。

2．うつ病の患者には「病気」であることを話すと同時に，服薬の必要性を説明する。

すなわち，ただ安静にしていれば良いのではなく，抗うつ薬を飲まなければならないことを知ってもらうのである。この際に「うつ病は心の風邪」などの抽象的な説明はしないようにして，きちんと医学的に病気の説明をして薬を飲む必要があることを説く。

3．病気の見通しを述べる。

うつ病の一般的な経過を説明しておけば患者は安心して

治療を受ける態勢が出来る。さらに、うつ病は良くなったり悪くなったりして治ってゆくので症状の推移に一喜一憂しないことなどを付け加えると良い。

4．治癒の保証をする。

うつ病は治る病気であることを伝え治療に希望を持たせる。これは病気の見通しを述べることと同じで治療を受ける態勢を整えることに通じる。

5．治療初期に重大な決定はさせない。

うつ病の急性期に私事や社会的に重要な決定は見送るように伝える。ただし、中止ではなく棚上げにして治癒した後に再び考えるようにすれば良いと説明する。

6．抗うつ薬の副作用に少し触れておく。

抗うつ薬を飲んだ時によく起こる副作用について少し述べて対処を指示しておくと自己中断が防げることにつながる。

7．気晴らしは控えるように伝える。

休養と気晴らしは違うことを述べ、なるべく何もしないで安静を保ち、薬物の効果が出るのを待つ姿勢を作ることを説明する。

参考文献

1) Abera-Wistedt A, Agren H, Ekselius L, et al. Sertraline versus paroxetine in major depression: clinical outcome after six months of continuous therapy. J Clin Psychopharmacol, 2000; 20: 645-652.
2) Bogetto F, Bellino S, Revello RB, et al. Discontinuation syndrome in dysthymic patients treated with selective serotonin reuptake inhibitor. CNS Drugs, 2002; 16: 273-283.
3) Feighner JP. The role of venlafaxine in rational antidepressant therapy. J Clin Psychiatry, 1994; 55 (suppl 4) : 62-68.
4) Ferreri M. Benefits from mianserin augmentation of fluoxetine in patients with major depression non-responders to fluoxetine alone. Acta Psychiatr Scand, 2001; 103: 66-72.
5) Franchini L, Gasperini M, Perez J, et al. Dose-response efficacy of paroxetine in preventing depressive recurrences: a randomized, double-blind study. J Clin Psychiatry, 1998; 59: 229-232.
6) 樋口久, 吉田契造, 編. ミルナシプランを使いこなす. 症例を中心に. 星和書店, 東京, 2003.
7) 樋口輝彦. 気分障害. 新興医学, 東京, 2005.
8) Hirschfeld RM. Clinical importance of long-term antidepressant treatment. Br J Psychiat, 2001; 42: S4-S8.
9) 石郷岡純. SSRI: わが国におけるうつ病治療の最前線. 臨床精神薬理, 2005; 8: 533-551.
10) 石郷岡純, 田島治, 神庭重信, 他. Antidepressant Discontinuation Syndrome. エムディエス, 東京, 2007.
11) Kupfer DJ. Long-term treatment of depression. J Clin Psychiatry, 1991; 52 (suppl) : 28-34.
12) Lecrubier Y, Pletan Y, Solles A, et al. Clinical efficacy of milnacipran: placebo-controlled trials. Int Clin Psychopharmacol, 1996; 11 (suppl 4) : 29-33.
13) Londborg PD, Smith WT, Glaudin V, et al. Short-term cotherapy with clonazepam and fluoxetine: anxiety, sleep

disturbance and core symptoms of depression. J Affect Disord, 2000; 61: 73-79.
14) Loonen AJ, Zwanikken GI. Continuation and maintenance therapy with antidepressive agents. An overview of research. Pharm Weckbl Sci, 1990; 12: 128-141.
15) Moller HJ. Significance of depressive subtype. Eur Neuropsychopharmacol, 2007; 17 (suppl 4) : S176-S177.
16) 森下茂. Clonazepam の併用により改善したうつ病の 2 症例. 臨床精神医学, 1998; 27: 695-698.
17) Morishita S. Clonazepam as a therapeutic adjunct to improve the management of psychiatric disorders. Psych Clin Neurosciences, 1998; 52: 75-78.
18) Morishita S. Clonazepam in the treatment of prolonged depression. J Affect Disord, 1999; 53: 275-278.
19) 森下茂. 躁うつ病に対する clonazepam 追加の試み. 日本神経精神薬理学雑誌, 1999; 19: 127-132.
20) 森下茂. Clonazepam が有効であった遷延性うつ病の臨床的特徴. 臨床精神医学, 2001; 30: 185-188.
21) Morishita S. Clonazepam augmentation of antidepressants: does it distinguish unipolar from bipolar? J Affect Disord, 2002; 71: 217-220.
22) 森下茂. 遷延性うつ病に対する clonazepam 追加投与：100 症例の臨床的検討. 日本神経精神薬理学雑誌, 2002; 22: 97-101.
23) Morishita S, Arita S. Prophylactic effect of clonazepam augmentation on protracted depression as a mood stabilizer. Int Med J, 2002; 9: 261-264.
24) Morishita S, Arita S. Suitable dose and duration of fluvoxamine administration to treat depression. Psych Clin Neurosciences, 2003; 57: 171-181.
25) Morishita S, Arita S. The clinical use of milnacipran for depression. Eur Psychiatry, 2003; 18: 34-35.
26) Morishita S, Arita S. Differential period of onset of action of fluvoxamine, paroxetine and milnacipran for depression. Hum Psychopharmacol Clin Exp, 2003; 18: 479-482.
27) 森下茂. 遷延性うつ病に対する気分安定薬 clonazepam の反応予測因子. 心身医学, 2003; 43: 583-588.

28) Morishita S, Arita S. The period of onset of action of clonazepam augmentation as a mood stabilizer for protracted depression. Int Med J, 2003; 10: 3-6.
29) Morishita S, Arita S. Predictors of response to clonazepam as a mood stabilizer in protracted depression. Int Med J, 2003; 10: 101-104.
30) 森下茂. うつ病に対する clonazepam の有効性と予後予測. 日本神経精神薬理学雑誌, 2004; 24: 75-78.
31) 森下茂. SSRI と SNRI の使用基準：文献的考察による試み. 最新精神医学, 2005; 10: 397-407.
32) Morishita S, Arita S. Possible predictors of response to paroxetine for depression. Int Med J, 2005; 12: 271-273.
33) Morishita S, Arita S. Response period of combined fluvoxamine and milnacipran treatment for depression. Int Med J, 2005; 12: 25-26.
34) Morishita S, Arita S. Clonazepam augmentation of antidepressants: which is the suitable combined antidepressant? Int Med J, 2007; 14: 195-197.
35) Morishita S, Arita S. Possible predictors of response to clonazepam augmentation therapy in patients with protracted depression. Hum Psychopharmacol Clin Exp, 2007; 22: 27-31.
36) 森下茂. うつ病に対するフルボキサミンの使用方法：スルピリドとの併用. 京都医学会雑誌, 2008; 54: 131-135.
37) Morishita S, Kinoshita T. Predictors of response to sertraline in patients with major depression. Hum Psychopharmacol Clin Exp, 2008; 23: 647-651.
38) 中山和彦. 塩酸セルトラリン. 最新精神医学, 2005; 10: 201-208.
39) Nelson JC. A preliminary, open study of combination of fluoxetine and desipramine for rapid treatment of major depression. Arch Gen Psychiatry, 1991; 48: 303-307.
40) Nelson JC. Treatment of antidepressant nonresponders augmentation or switch? J Clin Psychiatry, 1998; 59 (suppl 15) : 35-41.
41) 大坪天平. 新規抗うつ薬 sertraline. 臨床精神薬理, 2006; 9: 1823-1830.
42) Seth R. Combination treatment with noradrenaline and

serotonin reuptake inhibitors in resistant depression. Br J Psychiatry, 1992; 161: 562-565.
43) Smith WT, Londborg PD, Glaudin V, et al. Short-term augmentation of fluoxetine with clonazepam in the treatment of depression: a double-blind study. Am J Psychiatry, 1998; 155: 1339-1345.
44) Terra JL, Montgomery SA. Fluvoxamine prevents recurrence of depression: results of a long-term, double, placebo-controlled study. Int Clin Psychopharmacol, 1998; 13: 55-62.

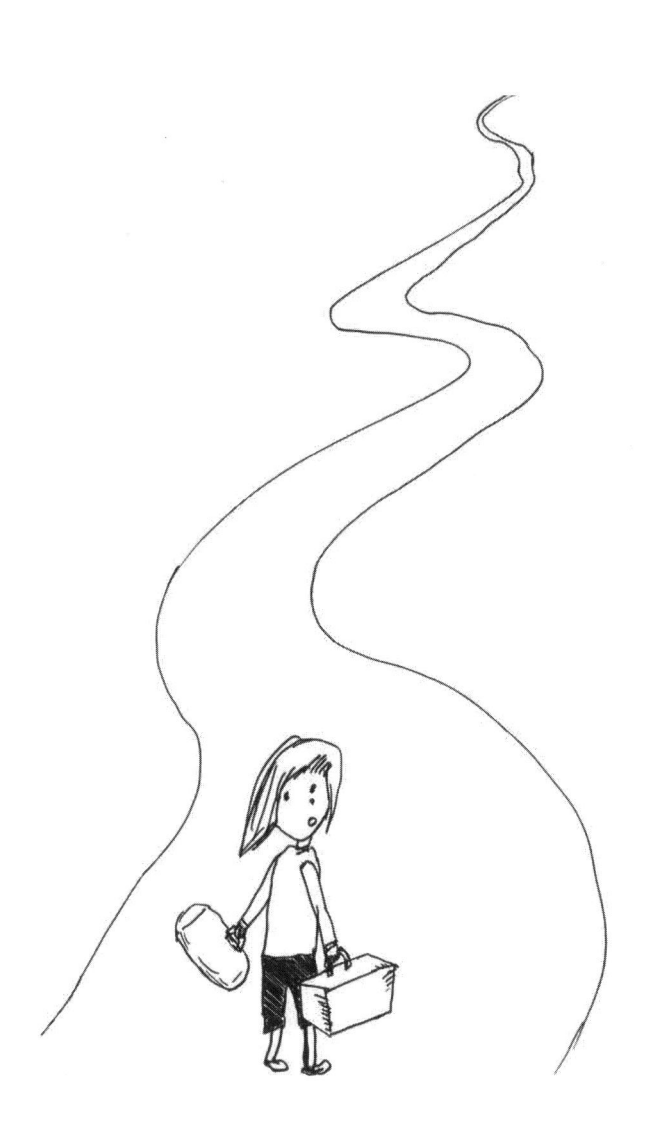

本書に記載された薬物の一般名と商品名一覧

	一般名	商品名
抗うつ薬	amitriptyline	トリプタノール
	amoxapine	アモキサン
	clomipramine	アナフラニール
	dosulepine	プロチアデン
	fluvoxamine	ルボックス　デプロメール
	imipramine	トフラニール　イミドール
	lofepramine	アンプリット
	maprotiline	ルジオミール
	mianserine	テトラミド
	milnacipran	トレドミン
	nortriptyline	ノリトレン
	paroxetine	パキシル
	sertraline	ジェイゾロフト
	setiptiline	テシプール
	sulpiride	ドグマチール
	trazodone	レスリン　デジレル
	trimipramine	スルモンチール
覚醒剤	methamphetamine	ヒロポン
	methylphenidate	リタリン
抗不安薬	clonazepam	リボトリール
その他	pimozide	オーラップ
	[thioridazine]	[メレリル]
	tizanide	テルネリン

本邦未承認薬を除く。[ ] は販売中止

臨床要因と推奨抗うつ薬

臨床要因	推奨抗うつ薬
女性	maprotiline, sertraline [citalopram, fluoxetine, MAO 阻害薬]
男性	milnacipran, nortriptyline
老年期	milnacipran, nortriptyline
成熟期	fluvoxamine [citalopram, fluoxetine]
若年期	fluvoxamine [fluoxetine]
焦燥不安型うつ病	maprotiline, milnacipran
強迫観念の強いうつ病	paroxetine
痛みの強いうつ病	milnacipran [duloxetine, venlafaxine]
双極型うつ病	fluvoxamine, milnacipran [venlafaxine]
初回うつ病	fluvoxamine, milnacipran, paroxetine, sertraline

[] は日本になし

あとがき

　私が昭和57年に大学を卒業し精神科医の道を歩み始めた頃は，抗うつ薬は三環系抗うつ薬が主体であり四環系抗うつ薬の maprotiline, mianserin, setiptiline などが登場したばかりであった。四環系抗うつ薬の感触を確かめるべく積極的に使用し，うつ病に高い有効性があることを確認した。また，非定型の抗うつ薬として sulpiride もちょうどその頃より積極的に使用が始まり，これも良い抗うつ作用を持ち合わせていることが確認できた。四環系抗うつ薬や sulpiride を使いこなせるようになったと自負するようになったものの，実際は一本調子な抗うつ薬の選び方で，自分が使い慣れている薬しか選べないといった方が正しかった。諸先輩方もそれぞれ独自の抗うつ薬の選択基準があり，抗うつ薬の選び方と用い方に長く一定の法則は見いだせてこなかった。ところが SSRI と SNRI が登場して私の中に抗うつ薬の選び方と用い方に対する思いに変化が生じた。SSRI や SNRI は化学構造式が三環系抗うつ薬や四環系抗うつ薬のようにグループでほとんど同一ではなく個々別々であり，そうなると特徴が異なるのではないかという思いである。この思いつきを後押し

してくれたのは英国サリー大学の Hindmarch 博士であった。Hindmarch 博士はフリッカーテストを用いて SSRI や SNRI を服用中に覚醒効果の現れる薬物とそうでない薬物があることを発見され SSRI や SNRI に効果の違いがあることを証明された。実際に博士が日本においでの際直接一対一でお話を伺うことが出来よりいっそう SSRI と SNRI に使い分けが出来ると信じることが出来た。その後の臨床研究の結果は本書に記した通りである。本書は最近流行のガイドライン的な「このように使用せよ」というものではない。本書を参考にして抗うつ薬の選び方と用い方を再度考えてもらうきっかけになれば良いと思っている。

　本書を記すにあたり多くの方々の御尽力をいただいた。本書をまとめた際，通読し感想を寄せ序文まで書いてくださった東京女子医科大学医学部精神医学教室主任教授の石郷岡純先生。臨床統計を行うにあたり数学的理論の指導をしてくださった元関西医科大学医学統計学教室教授の有田清三郎先生。すてきなイラストを提供してくれた京都在住小学校教諭の上田真依子さん。雑務を快く引き受けてくれた十条リハビリテーション病院心理士の八木佐和子さん。ニューロビズの望月大介氏には本書を世に送り出すにあたり多大な御尽力をいただいた。すべての方々にこの場をおかりしてお礼の意を表したいと思います。

2009 年 3 月　森下　茂

索　引

[日本語]

【ア行】
アミン仮説　23
維持療法　112

【カ行】
覚醒剤　36
家族歴　98
寛解　111
キールホルツの分類　79
気分安定薬　90, 119
強迫観念　85

【サ行】
催眠導入薬　118
再燃　111, 112
再発　97, 111
三環系抗うつ薬　28, 29, 37, 50
三級アミン　29
持続療法　111
至適用量　103
下田の執着気質　21
執着気質　22
循環気質　18, 21, 22
焦燥型うつ病　79

セロトニン　23, 35, 48
精神運動抑制型　80
双極型うつ病　8
双極性障害　89
躁転率　91

【タ行】
退薬症候群　114
単極型うつ病　8
中断症候群　114

【ナ行】
二級アミン　29
ノルアドレナリン　23, 35, 48

【ハ行】
非定型抗うつ薬　28, 30
ベンゾジアゼピン系　115

【マ行】
慢性疼痛　84
メランコリー　21
メランコリー
　　親和型性格　18, 21, 22

モノアミンオキシダーゼ
　阻害薬　33, 50, 58

【ヤ行】
抑制型うつ病　79
四環系抗うつ薬　28, 30, 37

【ラ行】
離脱症候群　114

[英　語]
behavioral toxicity　66
bipolar disorder depression　8
fluvoxamine　35, 37, 47, 63
major depression　8, 89
milnacipran　35, 37, 48, 52, 72, 83
paroxetine　35, 37, 62, 66
sertraline　35, 37, 41, 47, 52
SNRI　28, 35, 37, 48, 69
SSRI　28, 33, 37, 41

著者略歴

森下 茂（もりした しげる）

- 1956年　岡山県総社市に生まれる
- 1982年　川崎医科大学卒業
- 1988年　川崎医科大学大学院修了後テネシー大学留学
- 1990年　川崎医科大学精神科学教室講師
- 2004年　十条病院うつ予防医療センター長
- 2008年　関西医科大学精神神経科学教室臨床教授（併任）

　医学博士。精神科専門医，心身医学専門医，Biological Psychiatry誌査読員。抗うつ薬の薬理学的作用機序および臨床薬物特性の研究，難治性うつ病の研究に従事。著書『Focus on Depression Research』『Major Depression in Women』などの欧文書籍のほか，筆頭著者論文は欧文雑誌を中心に150を超える。日本神経精神薬理学会学術賞，京都医学会論文奨励賞など受賞。海外招待講演のほか，医師会などでの講演活動も多数おこなっている。趣味は読書とお茶，特技は短距離走。

抗うつ薬の選び方と用い方　その実際

2009年4月22日　初版第1刷発行
2009年6月11日　初版第2刷発行

著　者	森下　茂
発行者	石澤雄司
発行所	㈱星和書店 東京都杉並区上高井戸1-2-5　〒168-0074 電話　03（3329）0031（営業）／03（3329）0033（編集） FAX　03（5374）7186 http://www.seiwa-pb.co.jp

©2009　星和書店　　Printed in Japan　　ISBN978-4-7911-0705-6

精神疾患の薬物療法ガイド

稲田俊也 編集・監修
稲垣中、伊豫雅臣、
尾崎紀夫 監修

A5判
216p
2,800円

「臨床精神薬理」発刊10周年記念
統合失調症の薬物療法100のQ&A

藤井康男 編集
稲垣　中 編集協力

B5判
356p
5,800円

急性薬物中毒の指針
日本総合病院精神医学会治療指針4

日本総合病院精神医学会
治療戦略検討委員会
（主担当：上條吉人）編

四六変形
（縦18.8cm×横11.2cm）
132p
2,400円

臨床精神神経薬理学テキスト 改訂第2版

日本臨床精神神経薬理
学会専門医制度委員会 編
編集代表：染矢俊幸

B5判
544p
8,600円

こころの病に効く薬
―脳と心をつなぐメカニズム入門―

渡辺雅幸 著

四六判
248p
2,300円

発行：星和書店　　http://www.seiwa-pb.co.jp　　価格は本体（税別）です

精神治療薬大系

[改訂新版 2001]
〈上〉向精神薬の歴史・基礎・臨床／他
〈中〉抗パーキンソン薬／他
〈下〉向精神薬の副作用とその対策／他
別巻 向精神薬一覧、最新の進歩

三浦貞則 監修
上島国利、村崎光邦、
八木剛平 編

A5判
〈上〉〈中〉
6,800円
〈下〉
4,400円
別巻
2,800円

リスペリドンを使いこなす

症例を中心に

上田均、
酒井明夫 著

A5判
220p
2,800円

リスペリドン内用液を使いこなす

症例を中心に

武内克也、
酒井明夫 著

A5判
160p
2,800円

ミルナシプランを使いこなす

症例を中心に

樋口久、吉田契造 編

A5判
168p
2,800円

オランザピンを使いこなす

藤井康男 編

A5判
192p
2,800円

発行：星和書店　http://www.seiwa-pb.co.jp　価格は本体（税別）です

抗うつ薬理解の エッセンス	Mike Briley 著 望月大介 訳	四六変形 (縦18.8cm× 横11.2cm) 92p 1,800円
高齢者のための 新しい向精神薬療法	D.A.Smith 著 上田均、 酒井明夫 監訳	B6判 160p 2,400円
不安とうつの 脳と心のメカニズム 感情と認知のニューロサイエンス	Dan J.Stein 著 田島治、 荒井まゆみ 訳	四六判 180p 2,800円
うつ病の 完全な治療回復は可能か	Mike Briley 編 山田和夫 監訳	四六変形 (縦18.8cm× 横11.2cm) 56p 1,600円
セロトニンと 神経細胞・脳・薬物 セロトニンを理解し、新薬の可能性を探る	鈴木映二 著	A5判 264p 2,200円

発行：星和書店　　http://www.seiwa-pb.co.jp　　価格は本体(税別)です